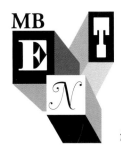

JN084106

編集企画にあたって……

　甲状腺疾患は，甲状腺機能異常を示す疾患や甲状腺癌など，頻度の高い疾患であり，耳鼻咽喉科外来の一般診療においても診察する機会は多い疾患と考える．今回は，「外来でみる甲状腺疾患」というタイトルで，特に外来診療における甲状腺疾患への対応にフォーカスして編集した．まずはじめに，甲状腺の診察について，診察手技に加え，甲状腺診療において最も重要な検査である超音波検査も取り上げていただいた．また，一般診療でも対応が必要なバセドウ病や慢性甲状腺炎（橋本病）における外来での対応について，さらに甲状線良性腫瘍や機能性結節に対する対応について執筆いただいた．甲状腺癌については，微小乳頭癌，局所進行乳頭癌，濾胞癌，髄様癌，未分化癌それぞれについて，外来での診断や治療方針の決定などについて，症例をあげながら説明いただいた．最後に，外来診療として，現在，重要性が増している，甲状腺癌に対する分子標的薬治療について有害事象の適切な管理や投与法の工夫などについて解説いただいた．

　今回，甲状腺疾患に関するそれぞれのエキスパートに，専門的な内容をわかりやすく解説いただいた．外来診療の際に，是非ご参考になる内容となっていると確信している．そして，執筆いただいた先生方に感謝申し上げるとともに，本書が甲状腺疾患に対する外来診療の向上の一助となれば幸いである．

2024 年 4 月

藤原和典

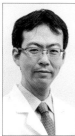

伊澤 正一郎
（いざわ しょういちろう）

2004年	鳥取大学卒業 国立病院機構京都医療センター，臨床研修医
2006年	財団法人倉敷中央病院内分泌代謝内科・リウマチ内科
2009年	鳥取大学医学部附属病院第一内科診療科群
2013年	同大学大学院修了（学位取得）（2009年入学） 同大学医学部病態情報内科学，助教
2019年	同，学部内講師/内分泌代謝内科，副科長
2021年	同大学循環器・内分泌代謝内科，学部内講師/内分泌代謝内科，副科長

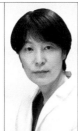

友田 智哲
（ともだ ちさと）

1997年	滋賀医科大学卒業 同大学耳鼻咽喉科，研修医
1999年	国立京都病院（現国立病院機構京都医療センター）
2003年	隈病院
2006年	UCLA Endocrinology 留学
2008年	隈病院
2011年	東京労災病院耳鼻咽喉科，部長
2015年	伊藤病院

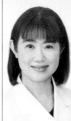

古川 まどか
（ふるかわ まどか）

1984年	三重大学卒業 横浜市立大学大学院医学研究科入学
1988年	同大学大学院医学研究科修了，医学博士 同大学医学部病院耳鼻咽喉科
1989年	神奈川県立がんセンター頭頸部外科
1990年	横浜市立大学医学部耳鼻咽喉科，助手
1991年	神奈川県立がんセンター頭頸部外科，医長
2020年	同，部長

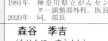

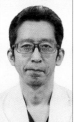

大月 直樹
（おおつき なおき）

1991年	神戸大学卒業 同大学耳鼻咽喉科入局
1992～96年	同大学大学院入学
1997年	国立姫路病院耳鼻咽喉科
2001年	神戸大学医学部附属病院耳鼻咽喉科，助手
2004年	同大学医学部附属病院耳鼻咽喉・頭頸部外科，講師
2004～05年	米国テキサス大学 MD アンダーソンがんセンター留学
2006年	神戸大学大学院医学研究科耳鼻咽喉科頭頸部外科，准教授
2020年	近畿大学医学部耳鼻咽喉科，准教授
2021年	同，臨床教授
2022年	兵庫県立はりま姫路総合医療センター耳鼻咽喉科頭頸部外科診療部長/頭頸部腫瘍センター長

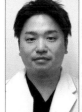

能田 拓也
（のだ たくや）

2011年	金沢医科大学卒業
2013年	同大学病院耳鼻咽喉科
2014年	公立能登総合病院耳鼻咽喉科 加賀市民病院耳鼻咽喉科
2015年	金沢医科大学耳鼻咽喉科学，助教
2018年	同大学頭頸部外科学，助教
2019年	同大学大学院修了
2020年	医療法人神甲会隈病院頭頸部外科
2022年	金沢医科大学頭頸部外科学，講師

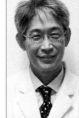

森谷 季吉
（もりたに すえよし）

1990年	滋賀医科大学卒業
1992年	同大学耳鼻咽喉科，助手
1996年	国立京都病院耳鼻咽喉科
2005年	草津総合病院頭頸部外科センター，部長
2011年	同病院頭頸部甲状腺外科センター長
2020年	淡海医療センター（2021年10月，草津総合病院より名称変更）頭頸部甲状腺外科センター長（兼副院長）

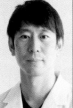

児嶋 剛
（こじま つよし）

2002年	滋賀医科大学卒業 京都大学医学部附属病院耳鼻咽喉科入局
2003年	天理よろづ相談所病院耳鼻咽喉科，研修医
2008～12年	京都大学大学院研究科博士課程，博士（医学）取得
2011～14年	米国ヴァンダービルト大学耳鼻咽喉科留学
2014年	京都大学大学院医学研究科耳鼻咽喉科・頭頸部外科 天理よろづ相談所病院耳鼻咽喉科，科長
2016年	同，副部長
2021年	同，部長
2023年	京都大学大学院医学研究科耳鼻咽喉科・頭頸部外科，講師

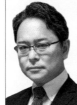

福原 隆宏
（ふくはら たかひろ）

2003年	鳥取大学卒業
2005年	草津総合病院頭頸部外科センター
2014年	鳥取大学医学部感覚運動医学講座耳鼻咽喉・頭頸部外科学分野，助教
2018年	同，講師
2019年	同大学医学部附属病院耳鼻咽喉科，科長
2022年	同大学医学部感覚運動医学講座耳鼻咽喉・頭頸部外科学分野，准教授

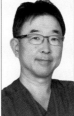

門田 伸也
（もんでん のぶや）

1988年	金沢大学卒業 同大学麻酔科入局
1997年	岡山大学耳鼻咽喉科大学院修了 国立四国がんセンター耳鼻咽喉科
2003年	国立がんセンター東病院頭頸科
2004年	国立病院機構四国がんセンター頭頸科，医長
2017年	同センター統括診療部，第二病棟部長
2020年	同，外来部長
2023年	同センター，統括診療部長 同センター頭頸科・甲状腺腫瘍科長（併任）

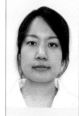

齋藤 麻梨恵
（さいとう まりえ）

2013年	日本医科大学卒業
2015年	東京北医療センター初期研修
2017年	日本医科大学付属病院内分泌外科，後期研修医
2018年	花と森の東京病院外科
2019年	日本医科大学付属病院内分泌外科，助教

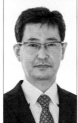

藤原 和典
（ふじわら かずのり）

2001年	鳥取大学卒業 同大学医学部附属病院，研修医
2002年	松江赤十字病院耳鼻咽喉科
2004年	京都医療センター耳鼻咽喉科
2005年	鳥取大学医学部附属病院医学系研究科博士課程大学
2007年	同大学医学部，助教
2012年7～12月	Memorial Sloan Kettering Cancer Center および The University of Pennsylvania に海外留学
2015年	鳥取大学医学部，講師
2017年	同，准教授
2021年	同，教授
2023年	同大学医学部附属病院低侵襲外科センター長

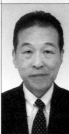

家根 旦有
（やね かつなり）

1983年	奈良県立医科大学卒業 同大学耳鼻咽喉科入局
1985年	八尾市立病院耳鼻咽喉科
1987年	榛原町立病院耳鼻咽喉科
1989年	奈良県立医科大学耳鼻咽喉科，助手
1996年	同，講師
2000年	同，助教授
2009年	近畿大学奈良病院耳鼻咽喉科，教授
2018年	同病院，副院長

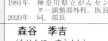

WRITERS FILE ライターズファイル（50音順）

CONTENTS 　外来でみる甲状腺疾患

編集企画／藤原和典
鳥取大学，教授

Monthly Book ENTONI　No. 298/2024. 6　目次

編集主幹／曾根三千彦　香取幸夫

【ENTONI® （エントーニ）】
ENTONIとは「ENT」（英語の ear, nose and throat：耳鼻咽喉科）にイタリア語の接尾辞 ONE の複数形を表す ONI をつけ，耳鼻咽喉科領域を専門とする人々を示す造語．

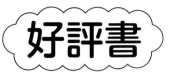

MB ENT, 298：1-8, 2024

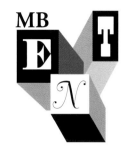

◆特集・外来でみる甲状腺疾患

甲状腺の触診と超音波検査

古川まどか*

Abstract 甲状腺は体表に近い臓器であるため，外来で簡便にできる診断法としての触診と超音波検査が非常に有用である．触診は特別な機器がなくても施行可能で，甲状腺の解剖学的な特徴を踏まえて行うとかなり詳細な所見を得ることができるが，客観的な記録ができないことや診断精度が患者の頸部の状態に左右されやすいことなどが欠点として挙げられる．その触診の延長線上で施行する超音波検査は非侵襲的に多くの情報が得られ，客観的な記録も可能で有用な診療ツールといえる．超音波検査は，外来診療の中で簡便に行うポイントオブケア超音波検査としての活用法のほか，病変があった際にはさらに詳細に甲状腺周囲の情報まで含めて精査を行うことも可能であり，穿刺などのインターベンションにも利用できるため，甲状腺診療には必要不可欠な診療ツールである．特に，超音波検査は多くの耳鼻咽喉科・頭頸部外科外来診療において標準的に施行されるべき診療手段といえる．

Key words 甲状腺(thyroid)，超音波検査(ultrasonography)，触診(palpation)，外来(outpatient clinic)，ポイントオブケア超音波(point-of-care ultrasound)

はじめに

外来で診療を行う甲状腺疾患には，甲状腺機能異常に伴う全身的な自覚症状を主訴とする場合と，甲状腺や前頸部の腫大や腫瘤を自覚，もしくは健診や他の画像検査時に甲状腺の異常を指摘され受診に至る場合に大きく分けられる．さらに，そのほか甲状腺病変による自覚症状を咽頭や喉頭の症状と感じて耳鼻咽喉科・頭頸部外科を受診する場合もある．

甲状腺には多様な疾患が生じるため，初診の時点で適切に診断し治療方針を決める必要があり，そのために重要となるが甲状腺の触診と超音波検査である．耳鼻咽喉科・頭頸部外科外来診療における標準的な甲状腺の触診および超音波検査について概説する．

甲状腺・頸部の触診

1．頭頸部領域の触診について

触診は何の道具を用いなくても，解剖や疾患の知識を駆使して身体の様々な所見を手や指で感じ取る重要な診断方法であり，診察の原点ともいえる手法である．頭頸部領域，特に甲状腺は皮膚に近く浅い部分に存在する臓器であるため，触診を容易に行いやすい部位であるが，頸部には様々な臓器が密集していること，皮膚や筋肉などの厚さの個体差がかなりあること，頸部疾患が多彩であることを熟知していないとなかなか正しい診断に到達しないことも事実である．

2021年の医師法改正により日本の医学教育の中で必須となった実技試験として客観的臨床能力試験(objective structured clinical examination：OSCE(オスキー))がある[1]．すなわち，医師となるために身につけなくてはならない手技と臨床能力が試されるものであり，この OSCE カリキュラムでは，頭頸部の視診と触診が診療科を問わず重要な手技として挙げられている．触診としては甲状腺のほか耳下腺，顎下腺，頭頸部リンパ節(腫脹がある場合は数，部位，大きさ，形状・集簇性，

* Furukawa Madoka，〒241-8515 神奈川県横浜市旭区中尾 2-3-2　神奈川県立がんセンター頭頸部外科，部長

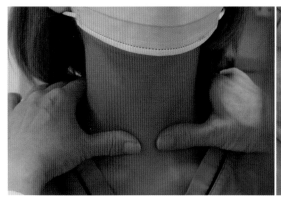
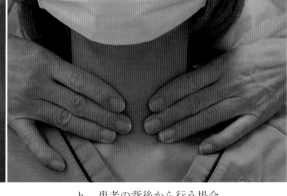

a．患者の正面から行う場合　　　　　　　　　　b．患者の背後から行う場合

図 1．甲状腺の触診

表面の性状，硬さ，圧痛，可動性をみる，必ず両側を診察する），頸部血管を診察することとなっており，甲状腺の触診に関しては，腫脹の有無，腫脹がある場合，甲状腺全体か一部か，拍動や弾力の状態を調べ，腫瘍（結節）がある場合は，その大きさ，硬さ，可動性，数，圧痛の有無を確かめることと記載されている．実際にこのOSCEの段階で医学生がどこまで甲状腺の病変を検出できるかは疑問ではあるが，一般的な身体診察の一環として頭頸部領域の触診を習慣づけ，トレーニングを続けること，そして実際の臨床において触診で診断した所見とその後の画像診断結果，手術所見や最終診断とを照らし合わせフィードバックをかけていくことで触診の診断精度は上がっていくはずである．

2．実際の甲状腺の触診手技（図1）[2]

1）患者の正面から行う場合

2本の親指を胸鎖乳突筋の間に置き，まず甲状腺を触知する．腫脹や腫瘤の有無，圧痛の有無などを確認する．患者に唾液嚥下をさせることで喉頭挙上に伴い甲状腺も頭側に移動するため，甲状腺の位置を確認しやすく，また腫脹や腫瘤がある場合に甲状腺内の病変か否かを鑑別することができる．女性では甲状腺の位置が高く，前頸部の中央あたりに存在することもある一方，成人男性では甲状腺の位置が低くなるため注意が必要である．患者の正面から，問診を行いながら頸部を診察する場合や，唾液腺や頸部リンパ節など甲状腺以外の頸部臓器を合わせて触診する場合は正面からの触診が一貫した操作として行いやすい．

2）患者の背後から行う場合

患者の背中側から両手の示指から小指までの4本の指を胸鎖乳突筋の間に置き，唾液嚥下指示を組み合わせて触診を行う．甲状腺が気管前面に張り付くように存在するため，親指よりも繊細な親指以外の指と気管軟骨とではさむようにして触知できるのが利点である．背後からの触診では甲状腺以外の頸部に関する情報はわかりにくいため，通常は，いきなり背面からの触診を行うというより，正面からの頸部全体の触診で甲状腺に異常がありそうと判断した場合に，この方法でさらに詳細に甲状腺の病変を触知することが多い．

3）触診結果の記録（表1）[3]

触診の結果を客観的に表現し記録することは難しく，電子カルテが主流となり各種画像診断が普及している現在の日本の診療現場ではあくまでもスクリーニングの位置づけになりがちであるが，健康診断での甲状腺・頸部疾患のスクリーニングや，診療機器が乏しい環境での診療を余儀なくされる診療所，地域医療，在宅医療，災害時診療においてはまだまだ十分活躍しなくてはならない重要な診療手法であるため，今後も医学教育における

表 1．甲状腺触診所見の記載方法

病変（腫脹・腫瘤）の広がり	びまん性　　限局性　　結節性
硬さ	軟　　弾性軟　　弾性硬　　硬
圧痛	有　　無
可動性	有　　無
大きさ	長径　　短径
結節の性状	境界明瞭・不明瞭　　形状整・不整

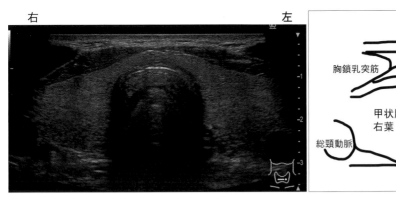
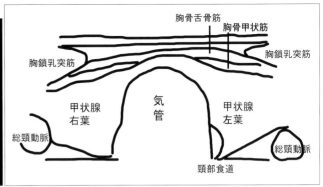

図 2. 正常甲状腺超音波像（台形（トラペゾイド）モード）
台形（トラペゾイド）モードで観察し記録することで，広い範囲のやや深い部分も描出し記録することが可能となる．

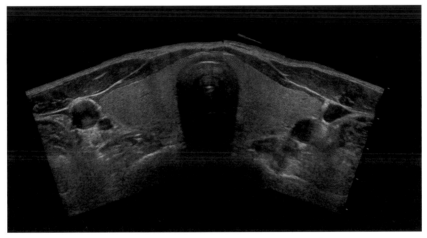

図 3. 正常甲状腺超音波像（パノラマモード）
通常使用する探触子を前頸部にあて，一定の速度で左右頸部を連続的に描出していくことでパノラマでの画像記録が可能となるモードである．正常甲状腺は，周囲の筋肉よりも高エコーを呈する．

必須カリキュラムとして受け継がれるべきである．

甲状腺の超音波検査

1．甲状腺超音波検査の歴史

甲状腺の超音波検査は歴史が長く，超音波が医療に応用され始めた初期より甲状腺の診療に用いられている[4]．体表用の高周波数探触子が開発される以前は，患者の前頸部にのせた水袋や音響カプラを介して検査を施行していた．その当時の超音波画像は様々なアーチファクトによる合成像であり，検査法や診断手技も特殊であったことから，検査技師による画像記録とその後の医師による読影・診断というスタイルが生まれ現在に至っている．

2000 年前後に開発され急速に進歩したデジタル超音波診断装置により，実際の生体内の構造・形態を忠実に表し，動画像も実際の生体の動きに追随できるようになった．さらに，カラードプラの進化により大血管だけでなく微細な血管や各種臓器内の血流も描出できるようになった．また，生体内部の形態や機能をリアルタイムに観察しそのまま記録できるようになり，客観性，再現性に優れた有用な診断ツールとなった．近年では，装置の小型軽量化，強力なバッテリー搭載，コードレス化が進み，良質な画像が得られる携帯型超音波，ポケットエコーも実用化され，検査室に依頼する検査から，医師が直接診療の中で用いる診療機器としての役割が強くなっている．

2．甲状腺超音波検査の実際

甲状腺は体表に近いところに存在する臓器であ

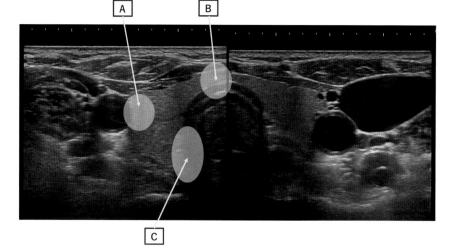

図 4. 甲状腺超音波検査で診断しにくい部位(甲状腺右葉,左葉を別々に観察,撮影し両者の画像を合わせた画像)
A：総頸動脈に接する部分
B：甲状腺峡部
C：気管に接する部分

上記のほか,甲状腺の上極・下極も腺組織が薄くなり,気管や喉頭の軟骨に接する部位であるため,病変を見逃しやすく注意が必要である.甲状腺癌の存在が疑われる場合,頸部前面からだけではなく,この画像のようにやや側面から,甲状腺右葉,左葉を個別に,詳細に観察する必要がある.探触子をあてる角度や方向を変えながら丁寧に観察することで微細な病変の存在を指摘することができる.

り,体表エコーに用いる高周波数(中心周波数10 MHz 程度)の探触子を前頸部の皮膚にエコーゼリーを介してあて,頸部横断像で甲状腺の下極,上極,峡部・錐体部を丁寧に観察する.探触子の視野幅はあまり広いと,頸部の凹凸に合わせた検査が難しくなるため,40 mm 前後が適している.しかし,この場合,甲状腺の左右両葉を同時に描出し記録できないことも多いため,左右を分けて観察するほか,使用可能な機種であれば台形(トラペゾイド)モード(図2)やパノラマモード(図3)も画像記録には便利である.頸部全体の良好な所見を得るためには,過度に頸部が伸展されないように注意が必要である.

甲状腺内に病変があった場合は,探触子を回転させ縦断像や長軸方向でも観察し,甲状腺の全体像や腺内の病変を3方向でとらえて診断する.必要に応じてカラードプラによる血流診断も組み合わせて,病変の存在診断のみならず質的診断も行っていく.悪性疾患が疑われる場合は,周囲のリンパ節転移の有無も診断し,必要に応じて超音波ガイド下穿刺吸引細胞診などのインターベンションを施行する.

甲状腺の錐体部,峡部,上極や下極の気管軟骨や輪状軟骨に接する部位は微細な腫瘍(結節)性病変を見逃しやすい部位であり注意を要する(図4〜7).

医師が多忙な通常診療の中で超音波検査を行うことを想定し,検査効率,検査時間の短縮や患者の身体安全なども考慮しつつ検査環境を整える必要がある.ベッド上臥位が検査のためには適しているが,移動時間の短縮,検査用ベッドへの昇降時の安全性などへの配慮も必要である.

検査室の技師に超音波検査を依頼する場合には,検査の目的,臨床的背景,対象とすべき臓器および範囲,疑われる疾患や鑑別すべき疾患などを明確に伝えることが重要である.さらに,検査終了後には,果たしてそれらの情報を検査技師が十分に理解したうえで検査が実施されたかどうかを確認しフィードバックをかけ,医師と検査技師間でお互いの共通認識を高めていくことが,診断精度を向上させるために必要不可欠である.

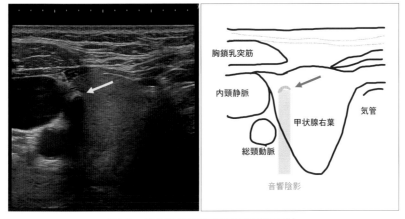

図 5. 微小甲状腺乳頭癌症例（横断像）

微小甲状腺乳頭癌は積極的な手術対象とならないことも多いが，本症例は頸部リンパ節腫脹があり穿刺吸引細胞診で甲状腺乳頭癌の転移と診断されたため，原発巣検索のために甲状腺の超音波検査を行った例である．一見正常甲状腺のようにみえるが，甲状腺右葉内，総頸動脈と重なる部位に音響陰影を伴う腫瘍像（→）を認める．

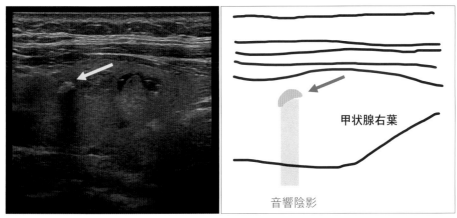

図 6. 微小甲状腺乳頭癌症例（縦断像）（図 5 と同じ症例）

横断像（図 5）ではわかりにくかった腫瘍（→）が描出されている．

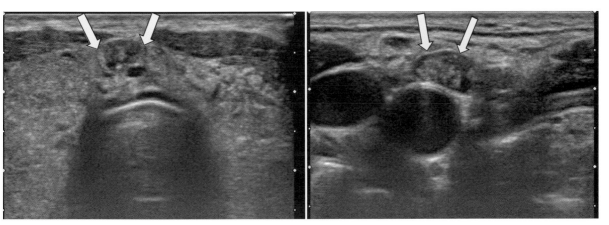

図 7. 橋本病に合併した微小甲状腺乳頭癌（頸部リンパ節転移陽性例）

橋本病のため甲状腺はびまん性に腫大し，さらに病変が甲状腺峡部にあるため，微小な乳頭癌病変（→）は，触診においても，超音波検査においても見逃されやすく注意が必要である．頸部リンパ節転移（→）がある場合は，微小乳頭癌であっても積極的な治療対象となるため，甲状腺内をくまなく探し，原発巣を見つけ出す必要がある．

3．外来診療の中で行う甲状腺超音波検査の役割

1）甲状腺疾患のスクリーニング

現在，本邦では，健康診断における甲状腺診察において触診が行われているが，触診は診断する医師の熟練度によって診断精度に差があり，患者の体型の影響も大きく，さらに客観的な所見記録が困難といった欠点がある．そこで，超音波診断を健診に導入するかどうかの議論があるが，超音波検査をスクリーニングや健診に用いることで，精査や治療対象にならないような病変まで検出されてしまい，かえって現場の混乱を招いてしまうという意見もあり，冷静な対応が求められている．

現在，広く行われている頸動脈エコーや運動器エコーの検査中に偶発的に甲状腺の病変が検出されることもある．超音波では甲状腺内の小結節，嚢胞など様々な偶発的所見が観察されるが，その中から精査や治療の対象とすべきものを的確に判断しなくてはならない．超音波で偶発的に見つかる甲状腺病変に関して専門領域を問わず使用可能な診断基準やその教育体制の確立が急がれる[5]．

2）甲状腺疾患診療のプライマリケアとpoint-of-care 超音波（POCUS）

外来診療において，問診，触診に次いでまず施行する検査が超音波である．

一般には，甲状腺疾患では，検査技師による超音波検査が検査室にて行われ，医師がそのレポートをみて診断を考える施設が多い．この場合，十分なトレーニングを受けた検査技師により，かなり精密で詳細な所見が記録される．

しかし，触診の延長上で診察の一環として医師により行われる簡便な超音波検査（ポイントオブケア超音波，point-of-care ultrasound：POCUS）としての使い方もプライマリケアとして重要な役割を果たす[6]．外来での甲状腺診療におけるPOCUSは，触診で指摘された病変が何であるか，急ぐ必要のある疾患なのかどうかなどが探触子をあてるだけで瞬時に確認でき，その後の診療をスムーズに進めるのに非常に有用である．頭頸部領域のPOCUSは，その普及は遅れているのが現状であるが，今後，装置の小型化，低価格化によりPOCUSは急速に医療現場に広まることが予測される．不要な検査を省き，患者への説明も明確になるため，甲状腺疾患診療におけるPOCUSの普及が期待される．

まずPOCUSを施行し，バセドウ病や橋本病（慢性甲状腺炎）といった内科的疾患が疑われる場合，現在の診断基準では臨床症状に加えて甲状腺関連ホルモンや甲状腺関連自己抗体などの採血検査が必要であるが，病気の存在の可能性や治療によるコントロール状況を簡便に観察するのにも超音波検査が役に立つ．また，びまん性疾患に結節性疾患が伴う場合，結節性疾患の診断が遅れがちになるため，すでに何らかの甲状腺疾患の診断が確定していても，必要に応じて超音波検査を施行し，結節性病変の合併を見落とさないことが重要である（図7）[7]．

甲状腺内腫瘍（結節）性病変がある場合は，超音波像から質的診断の推測を行う．甲状腺腫瘍の超音波診断基準やガイドラインが世界の各国や地域より提唱されており[8~10]，日本では日本超音波医学会の「甲状腺結節（腫瘍）超音波診断基準」[11]（表2，3）が広く用いられている．また，日本乳腺甲状腺超音波医学会の「甲状腺超音波診断ガイドブック」には穿刺吸引細胞診の適応を嚢胞性結節と充実性結節に分けて，結節のサイズによって判定するフローチャートが提示されている[12]．

3）甲状腺疾患経過観察

外来での甲状腺超音波検査の一つの役目として「経過観察」がある．現在，偶発的に超音波で検出される低リスクの微小甲状腺乳頭癌に対して，直ちに精査や手術を行うのではなく超音波で経過をみつつ手術の必要性を判断するといった積極的経過観察（active surveillance）が選択肢の一つとなりつつあり[13]，この経過観察において超音波は必要不可欠である．

また，バセドウ病や免疫チェックポイント阻害薬（ICI）治療の免疫学的有害事象による甲状腺炎

表 2. 甲状腺結節(腫瘤)超音波診断基準

	形状	境界の明瞭性・性状	内部エコー		微細 高エコー	境界部低エコー帯
			エコーレベル	均質性		
良性所見	整	明瞭平滑	高～低	均質	(－)	整
悪性所見	不整	不明瞭粗雑	低	不均質	多発	不整/なし

表頭に `<主>`（形状・境界の明瞭性・性状・内部エコー）と `<副>`（微細 高エコー・境界部低エコー帯）を含む。

（文献 11 より引用）

表 3. 甲状腺結節(腫瘤)超音波診断基準　付記

1. 超音波所見として客観的評価の中から有用性が高い（明らかなもの）所見を「主」とした．また，悪性腫瘍の 90％を占める乳頭癌において特徴的であるが，主所見に比べ有所見率の統計学的差違が低い所見を「副」とした．
2. 内部エコーレベルが高～等は良性所見として有用である．
3. 粗大な高エコーは良性悪性いずれにも見られる．
4. 所属リンパ節腫大は悪性所見として有用である．
5. 良性所見を呈する結節の多くは，腺腫様甲状腺腫，濾胞腺腫である．
6. 悪性所見を呈する結節の多くは，乳頭癌，濾胞癌，髄様癌，悪性リンパ腫，未分化癌である．
7. 良性所見を呈しうる悪性疾患は，微少浸潤型濾胞癌および 10 mm 以下の微小乳頭癌・髄様癌・悪性リンパ腫である．
   （1）微少浸潤型濾胞癌は，良性所見を示すことが多い．
   （2）10 mm 以下の微小乳頭癌は，境界平滑で高エコーを伴わないことがある．
   （3）髄様癌は，甲状腺上極 1/3 に多く，良性所見を呈することがある．
   （4）悪性リンパ腫は，橋本病を基礎疾患とすることが多く，境界明瞭，内部エコー低，後方エコー増強が特徴的である．
8. 悪性所見を呈しうる良性疾患は，亜急性甲状腺炎，腺腫様甲状腺腫である．
   （1）亜急性甲状腺炎は，炎症部位である低エコー域が悪性所見を呈することがある．
   （2）腺腫様甲状腺腫では，境界部エコー帯を認めない場合や境界不明瞭なことがある．

（文献 11 より引用）

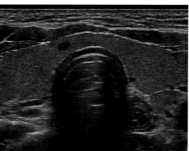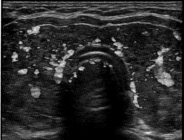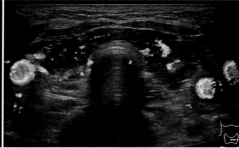

a|b|c

図 8. 免疫チェックポイント阻害薬による甲状腺炎（外耳道癌症例）

a：免疫チェックポイント阻害薬投与前．小嚢胞はあるがほぼ正常の甲状腺超音波像である（TSH 1.557, FT_4 0.84, FT_3 2.60）.

b：投与開始 2 か月．甲状腺のびまん性腫大と血流亢進を認める（TSH＜0.010, FT_4 2.75, FT_3 5.85）.

c：投与開始 4 か月．甲状腺は萎縮し低エコーとなっている．血流は軽度亢進しており，炎症の持続がうかがえる（TSH 141.133, FT_4 0.15, FT_3 0.98）.

といった甲状腺機能異常を伴う甲状腺疾患において，異常の早期発見，病勢コントロール状況や炎症性変化の推移を簡単にみるのにも超音波検査が役立つ（図 8）.

おわりに

触診では微細な結節性病変や硬さに乏しい嚢胞性病変や腺腫様結節などは触知できないことも多い（図 9）.一方で，超音波検査では臨床的にあまり問題とならないような病変まで検出してしまうため，両者の差は大きいが，この差が臨床的にどこまで意義のあるものかはまだ明らかではない．しかし，いずれの診断法も甲状腺疾患の診療において多くの情報を与えてくれる必要不可欠なもの

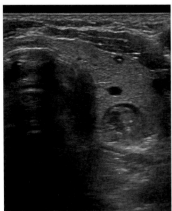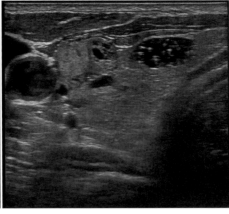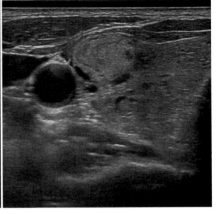

図 9. 腺腫様結節

病理組織学的には「過形成」である．嚢胞状から充実性まで様々な結節性病変を形成する．境界は比較的明瞭で，あまり硬くないため，個々の結節を触診で検出することは難しいが，超音波検査では描出されやすい．積極的に精査や手術を行う必要はない疾患である．

である．触診および超音波検査のそれぞれの特長と限界を知り，総合的に臨床診療や医学教育に役立てることが必要と考える．

参考文献

1) 公益社団法人 医療系大学間共用試験実施評価機構ホームページ医学系 OSCE 公開資料．https://www.cato.or.jp/cbt/medical-osce/index.html
2) 西川光重：第 2 章 臨床知識 2. 甲状腺の診察の仕方．西川光重（編）：32-34, 甲状腺疾患診療マニュアル．診断と治療社，2020.
3) 橋本重厚，渡辺 毅：V. 内分泌系．日内会誌，**89**：2442-2449, 2000.
4) 貴田岡正史：わが国における甲状腺超音波検査の歴史と現状．内分泌・甲状腺外会誌，**34**(1)：2-6, 2017.
   Summary 甲状腺の超音波診断は当初より結節性病変の存在診断と良悪性鑑別に重点が置かれてきたがびまん性甲状腺疾患についても超音波診断の有用性が改めて評価されている．
5) 村上 司：超音波断層検査による甲状腺病変の精査基準．超音波医，**44**(3)：253-259, 2017.
6) Furukawa M, Hashimoto K, Kitani Y, et al：Point-of-care ultrasound in the head and neck region. J Med Ultrason, **49**(4)：593-600, 2022.
   Summary 頭頸部領域ではポイントオブケア超音波（POCUS）が有用であるが，その普及はまだ遅れている．POCUS を導入することで，より質の高い頭頸部領域の診療が可能となる．
7) 古川まどか：《主要疾患の診療ポイント》甲状腺疾患．耳喉頭頸，**89**(3)：226-231, 2017.
8) Tessler FN, Middleton WD, Grant EG, et al：ACR Thyroid Imaging, Reporting and Data System（TI-RADS）：White Paper of the ACR TI-RADS Committee. J Am Coll Radiol, **14**(5)：587-595, 2017.
9) Russ G, Bonnema SJ, Erdogan MF, et al：European Thyroid Association Guidlines for Ultrasound Malignancy Risk Stratification of Thyroid Nodules in Adults：The EU-TIRADS. Eur Thyroid J, **6**(5)：225-237, 2017.
10) Shin JH, Baek JH, Chung J, et al：Ultrasonography Diagnosis and Imaging-Based Management of Thyroid Nodules：Revised Korean Society of Thyroid Radiology Consensus Statement and Recommendations. Korean J Radiol, **17**(3)：370-395, 2016.
11) 日本超音波医学会用語・診断基準委員会：甲状腺結節（腫瘤）超音波診断基準．超音波医学，**38**(6)：667-670, 2011.
12) 日本乳腺甲状腺超音波医学会 甲状腺用語診断基準委員会（編）：甲状腺超音波診断ガイドブック 改訂第 3 版．南江堂，2016.
13) 宮内 昭，伊藤康弘：非手術積極的経過観察の適応と注意点．内分泌・甲状腺外会誌，**35**(2)：77-81, 2018.
   Summary 甲状腺低リスク微小乳頭癌では，即手術をせず，経過観察する積極的経過観察が治療の選択肢となりうるが，経過観察においては経験豊富な検査者による定期的な頸部超音波検査が必要である．

MB ENT, 298：9-17, 2024

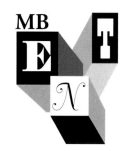

◆特集・外来でみる甲状腺疾患

バセドウ病をどうみるか

児嶋　剛*

Abstract　バセドウ病は甲状腺機能亢進症を引き起こす疾患であり，自己免疫疾患の一つである．バセドウ病の発症は遺伝的素因と環境要因との間の複雑な相互作用に関係しており，その症状は免疫システムの機能不全によって引き起こされる．甲状腺ホルモンが過剰に産生されることで，体の多くの機能に影響を与え，その徴候や症状は多岐にわたる．最近では，耳鼻咽喉科医がバセドウ病患者を継続して診察，治療を行うことは少なく，内分泌内科の医師が外来で薬物治療を行ったうえで，必要となった際に手術加療の依頼を受け，術後はまた内科医で経過をみてもらうことが多いかもしれない．しかしながら，手術の適応や周術期の注意点だけでなく，基本的な知識をもっておく必要がある．本稿ではバセドウ病の病態，臨床症状，診断，治療方針などについて述べ，この自己免疫疾患がもつ様々な特徴や影響について理解を深めることを目的とする．

Key words　甲状腺中毒症(thyrotoxicosis)，甲状腺機能亢進症(hyperthyroidism)，抗甲状腺薬(antithyroid drugs)，甲状腺腫大(diffuse goiter)，甲状腺眼症(ophthalmopathy)

はじめに

　バセドウ病は甲状腺機能亢進症を引き起こす疾患であり，自己免疫疾患の一つである．バセドウ病の発症は遺伝的素因と環境要因との間の複雑な相互作用に関係しており，その症状は免疫システムの機能不全によって引き起こされる．甲状腺ホルモンが過剰に産生されることで，体の多くの機能に影響を与え，その徴候や症状は多岐にわたる．

　ドイツの医師 Carl Adolph von Basedow が1840年に Merseburg(ドイツの地名)の三徴といわれる甲状腺腫，頻脈，眼球突出を呈する症例を報告しており，ヨーロッパの多くの国では彼の名を冠した「バセドウ病」という呼称が一般的である．一方で，1835年に脱力・頻脈・眼球突出を認めた症例を報告したアイルランドの医師 Robert James Graves にちなんで「グレーブス病」とも称される．20世紀初頭に甲状腺ホルモンの存在が確認され，1950年以降には甲状腺刺激ホルモンであ

るTSH(thyroid stimulating hormone)の受容体に対する抗体が甲状腺を刺激することが明らかになってきた．治療法にも変遷があり，もともと手術が中心であったが，1950年代の抗甲状腺薬の開発およびその進歩に加え，20世紀半ばには放射線ヨウ素内用療法が行われるようになったことで手術は減少の一途をたどっている．本稿ではバセドウ病の病態，臨床症状，診断，治療方針などについて述べ，この自己免疫疾患がもつ様々な特徴や影響について理解を深めることを目的としている．

病　態

　自己免疫性甲状腺疾患であるバセドウ病は甲状腺機能亢進症のもっとも一般的な原因である．女性により頻繁に発症し，男女比は1：5程度である．発生率は30〜50歳の間でもっとも高くなり[1)2)]，生涯リスクは女性で3%，男性で0.5%とされる．バセドウ病は抗TSH受容体抗体(TSH

*　Kojima Tsuyoshi，〒606-8507　京都府京都市左京区聖護院川原町54　京都大学大学院医学研究科耳鼻咽喉科・頭頸部外科，講師

receptor antibody：TRAb）が TSH 受容体を刺激
し，甲状腺ホルモンの過剰な産生と放出を起こす
自己免疫疾患である．TRAb には甲状腺刺激抗体
である thyroid stimulating antibody（TSAb），機
能低下症を引き起こすブロッキング抗体である
TSH-stimulation blocking antibody（TSBAb）お
よび生物学的作用をもたない中和抗体があるが，
バセドウ病に関連するのはほとんどが TSAb であ
る[3]．

遺伝的な素因がバセドウ病の発症に関与してい
るとされ，患者の家族歴が陽性であると，発症リ
スクが増加することが示唆されている．*HLA* 遺
伝子，*CTLA-4* 遺伝子，*PTPN22* 遺伝子などが，
バセドウ病の発症と関連しているとされており，
同じ自己免疫性甲状腺疾患である橋本病と共通す
る遺伝要因が存在すると考えられている[2)4]．一方
で，バセドウ病の発症には，感染症やストレスと
いった外部のトリガーも関与するとされる．ヨー
ド摂取，喫煙，ストレス，特定のウイルスや細菌
感染が自己免疫反応を引き起こし，それがバセド
ウ病の発症を促進することが研究で示唆されてい
る．また女性ホルモン，妊娠や出産なども要因と
して挙げられている．つまり，遺伝因子だけでは
なく環境因子が重なることで発症すると考えられ
ている．

臨床症状

甲状腺の腫大，頻脈，眼球突出はバセドウ病の
典型的な徴候である．症状は発症年齢や重症度に
よって違い，甲状腺機能が亢進していた期間に
よっても異なる．甲状腺の腫大はびまん性であ
り，左右差はなく全体的に腫脹する．若年者では
目立つことが多いが，高齢者でははっきりしない
ことがある．そして，過剰な甲状腺ホルモンの産
生と放出によって，全身の代謝が亢進するため，
影響を受けやすい心臓には頻脈，動悸，不整脈，
心不全といった症状が現れる．眼球突出は外眼筋
や後眼窩脂肪の炎症や浮腫によって引き起こされ
る．バセドウ病でみられる眼症状は甲状腺眼症と

いわれ，重症例では複視や視力低下をきたしう
る．25〜50％程度の患者にみられるが，その重症
度は甲状腺機能とは関連はなく進行することがあ
り，甲状腺機能がコントロールされても改善しな
いことも多い[5]．

その他にも甲状腺ホルモンの亢進により多彩な
臨床症状を示す．代謝亢進による全身症状として
は発汗過多，暑がり，食欲亢進，体重減少，体温
上昇などが挙げられる．腸の蠕動運動が活発にな
ることで軟便や下痢になる．若年者では食欲亢進
に伴う体重増加がみられることがある一方で，高
齢者では体重減少をきたすことが多く，心房細動
を呈することがあるので注意が必要である．手指
振戦，倦怠感や脱力感，筋力低下がみられたり，
情緒不安定，不安感，興奮，神経質さなどの精神
的変化も報告されている．女性では月経過少，無
月経，性欲の減退，不妊なども特徴として挙げら
れる[6]．前脛骨部皮膚にムチンが沈着する代謝異
常として脛骨前粘液水腫を発現することがある．
早期に瘙痒と紅斑を認め，皮下硬結ともに腫脹す
る．

代謝の亢進によってグルコースやアルカリフォ
スファターゼの上昇，コレステロールの低下がみ
られる．骨吸収と骨形成がともに促進されるもの
の，より骨吸収が促進されることで高カルシウム
血症をきたす．特に，高齢女性では骨密度の低下
による骨粗鬆症に注意が必要で骨折のリスクが高
くなる．また，高カルシウム血症に伴い多飲多尿
となり，脱水による口渇がみられる．多汗や下痢
によって低カリウム血症になることで低カリウム
性周期性四肢麻痺を起こすことがあるが，ほとん
どが 20〜40 代の男性でアジア人に多い．

甲状腺中毒症が増悪すると意識障害，不穏，昏
睡，発熱，心不全，嘔吐，下痢などをきたすこと
があり，甲状腺クリーゼと呼ばれる．稀であるが
甲状腺機能のコントロール不良な甲状腺機能亢進
症において，感染，外傷，手術などが誘因となっ
て突然生じる．致死率は 10％を超え予後不良であ
り迅速な治療を要する[7]．

表 1. バセドウ病の診断ガイドライン

a）臨床所見
　1．頻脈，体重減少，手指振戦，発汗増加等の甲状腺中毒症所見
　2．びまん性甲状腺腫大
　3．眼球突出または特有の眼症状
b）検査所見
　1．遊離 T_4，遊離 T_3 のいずれか一方または両方高値
　2．TSH 低値（0.1 μU/ml 以下）
　3．抗 TSH 受容体抗体（TRAb）陽性，または甲状腺刺激抗体（TSAb）陽性
　4．典型例では放射性ヨウ素（またはテクネシウム）甲状腺摂取率高値，シンチグラフィでびまん性

1）バセドウ病
　a）の 1 つ以上に加えて，b）の 4 つを有するもの
2）確からしいバセドウ病
　a）の 1 つ以上に加えて，b）の 1，2，3 を有するもの
3）バセドウ病の疑い
　a）の 1 つ以上に加えて，b）の 1 と 2 を有し，遊離 T_4，遊離 T_3 高値が 3 ヶ月以上続くもの

（日本甲状腺学会ホームページ　https://www.japanthyroid.jp/doctor/guideline/japanese.html#basedou より転載）

検査および診断

　バセドウ病では甲状腺において甲状腺ホルモンの合成・分泌が亢進しており，甲状腺機能亢進症となっている．甲状腺機能亢進症にはバセドウ病の他に，機能性結節性甲状腺腫（プランマー病），TSH 産生腫瘍などがある[8)9)]．一方で，いかなる原因であろうと血中の甲状腺ホルモンが高値となり，そのホルモンの作用が過剰に出現した状態は甲状腺中毒症と呼ばれ，甲状腺機能亢進症だけではなく破壊性甲状腺炎である無痛性甲状腺炎や亜急性甲状腺炎，甲状腺ホルモンの過剰摂取なども原因となる．甲状腺中毒症の多くはバセドウ病であるが他の疾患についても注意が必要であり，鑑別のためにも検査が重要となる．バセドウ病の診断ガイドライン 2021（日本甲状腺学会）で示されているとおり臨床所見に加えて検査所見が重要になる（表1）．

1．遊離 T_4（FT_4），遊離 T_3（FT_3），TSH

　FT_4 高値，FT_3 高値，TSH 低値であることはバセドウ病の診断において重要である．稀に FT_3 のみが高値になる例がある．TSH は甲状腺機能の評価において鋭敏な変化を捉える指標となる．甲状腺機能亢進症では T_3 が T_4 に比べて多く産生されるため T_3 のほうが高値になりやすく T_3/T_4 比は高値となる．一方で，無痛性甲状腺炎など破壊性甲状腺炎による甲状腺中毒症では T_4 が T_3 より高値

となるので T_3/T_4 比は低値になる[10)]．

2．抗 TSH 受容体抗体（TRAb），甲状腺刺激抗体（TSAb）

　バセドウ病において重要な検査所見であり，治療上および予後において大きな意味をもつ．TRAb の測定は第 3 世代となりその信頼性が増し，感度と特異度はそれぞれ98.3％と99.2％である[11)]．甲状腺中毒症の原因となる他の疾患では陰性となるので鑑別に有用である．TSAb も未治療のバセドウ病において高率に陽性になる．TRAb が測定されない症例でも陽性となることもあり TRAb か TSAb のどちらかが陽性であればバセドウ病と診断できるが，どちらか片方しか同日には算定できない．TRAb は一時間程度で結果が出るため初診時の診断において有用である．TSAb は甲状腺機能とはあまり関連がない一方で，バセドウ病眼症の程度と関連するとされている．また，TRAb または TSAb が陽性でありながら FT_4，FT_3 ともに正常で TSH 低値を示すことがあり，眼症状を認める場合は euthyroid Graves' disease として眼症に対して治療される[12)]．これらの抗体の値は診断のためだけでなく治療効果判定，寛解による抗甲状腺薬の中止の指標の一つ，再発の指標としても有用であり，定期的に測定をしておく．
　無痛性甲状腺炎でも TRAb が陽性になることがあり注意が必要である．バセドウ病と治療方針

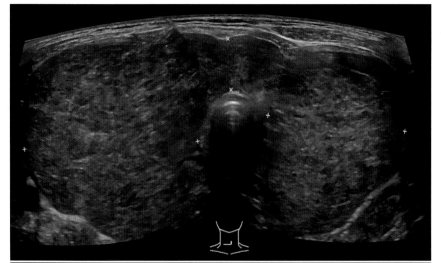
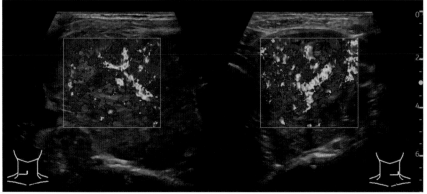

図 1.
バセドウ病のエコー所見
　a：横断像．甲状腺両葉の腫大（右葉 59.4 mm，左葉 45.0 mm），峡部の肥厚（14.2 mm）が特徴
　b：カラードプラ像．甲状腺両葉ともに血流信号の増加を認める

はまったく違い，抗甲状腺薬は無効であるだけでなく副作用のリスクがある．無痛性甲状腺炎は多くが橋本病の患者で起こる一過性の破壊性甲状腺炎であり，出産後甲状腺機能異常症として発症することもあるが数か月で自然軽快する．TRAb で鑑別できない際はカラードプラを用いた超音波検査が簡便で有用である．

3．甲状腺シンチグラフィ

^{123}I（放射性ヨウ素）や^{99m}Tc（テクネチウム）を使用し甲状腺摂取率を測定する．診断にはヨード制限の特に必要のない^{99m}Tc シンチグラフィーが使われることが多い．ホルモン合成能はわからないがイオン捕獲能を測定することができる．バセドウ病では摂取率が高値を示すが，無痛性甲状腺炎では低値を示す．臨床症状，血液検査で診断に疑問が残る場合に有用である．機能性結節性甲状腺腫では腺腫における取り込み増加と周囲の抑制部分を認め甲状腺機能亢進症の病因決定に有用である[10]．

4．甲状腺超音波検査

超音波を利用して甲状腺の形状，大きさ，組織の特徴，血流などを評価する非侵襲的な方法である．バセドウ病においては均一な甲状腺の拡大や血流の亢進が特徴的である．カラードプラを用いた超音波検査は甲状腺機能亢進症と破壊性甲状腺炎の鑑別に使用される．外来でも検査可能であり，シンチグラフィーがすぐに施行できないときや妊婦や授乳中で禁忌の際に特に有用である（図1）．

5．抗 TPO（甲状腺ペルオキシダーゼ）抗体，抗 Tg（サイログロブリン）抗体

いずれもバセドウ病で高率に検出されるが，同じ自己免疫性甲状腺疾患である橋本病ではより高率に検出される．疾患特異性が低いことと，病態への直接的な関与が低く，これらの検査単独で診断に用いられることはない．

6．CT，MRI

バセドウ病における甲状腺腫大の評価のためだ

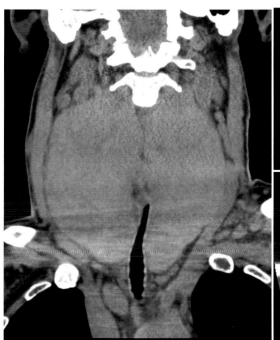
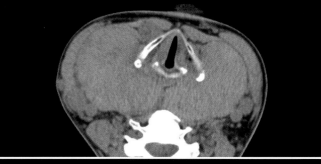
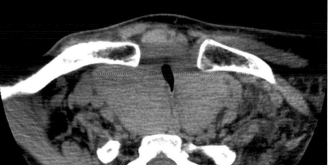

a | b
--- | c

図 2. バセドウ病の CT 所見
a：冠状断．甲状腺両葉の腫大
b：喉頭レベルでの軸位断．喉頭背側まで甲状腺が腫大
c：鎖骨レベルでの軸位断．甲状腺腫大による気管の狭窄

けに用いられることはあまりないが，気管圧排の程度や縦隔への進展時など超音波検査で評価が難しい部分を評価するためには有用である（図2）．甲状腺眼症の重症度分類には重要であり，特に日本ではMRIが使用される．眼瞼の状態，眼球突出度，後眼窩容積，外眼筋腫大度などが定量的に評価される[5]．造影CTに使用されるヨード造影剤は重篤な甲状腺疾患のある患者には禁忌とされる．甲状腺機能がコントロールされていない未治療や治療中の甲状腺中毒症において，致死的な疾患である甲状腺クリーゼ発症の可能性があるためである．ヨード欠乏地域では大量のヨード投与による甲状腺中毒症の悪化が知られているが，むしろヨード充足地域では甲状腺機能低下症が起こりやすいとされており日本におけるヨード充足を考えると影響は少ないともされる[13]．ただ，甲状腺機能に影響を与えることは間違いなく添付文書上は甲状腺疾患のある患者において注意が必要である[14]．

治　療

バセドウ病の治療には薬物療法として抗甲状腺薬の投与，放射性ヨウ素（[131]I）を用いた放射性ヨウ素内用療法，外科治療として甲状腺全摘または亜全摘がある．それぞれに長所・短所があるが日本においては抗甲状腺薬による治療が第一選択となることが多い．バセドウ病の予防については具体的な方法が確立されておらず，早期の診断と治療が重要である．適切な治療が行われることで，多くの患者が通常の生活に戻ることができる．

1．薬物治療

抗甲状腺薬は甲状腺ホルモンの合成を抑える薬であり，チアマゾール（MMI）とプロピルチオウラシル（PTU）がある．MMIとPTUの治療効果に差はないとされるが，治療効果が早いこと，副作用が少ないこと，1日1回投与でよいことから，MMIがはじめに使用される．ただし，胎児の器官形成時期である妊娠初期は，MMI服用による催奇形性が知られており，PTUが選択される．

MMIの初期投与量は甲状腺機能障害の程度（治

療前 FT$_4$)に応じて選択される．投与量が多いほど効果がある代わりに副作用のリスクが高くなるので，米甲状腺学会のガイドラインでは大まかな目安として FT$_4$ が正常値上限の1〜1.5倍の場合は5〜10 mg，FT$_4$ が正常値上限の1.5〜2倍の場合は10〜20 mg，FT$_4$ が正常値上限の2〜3倍の場合は30〜40 mg が推奨されている[10]．日本では軽度〜中等度の甲状腺機能亢進症に対しては15 mg 程度から開始される[15]．一方，重度例では30 mg から開始することで FT$_4$ の正常化が早くなるが，無顆粒球症およびその他の副作用の発生頻度が高くなる．ヨウ化カリウム(KI)を併用することで，FT$_4$ が早期に正常化し，副作用により MMI を中止する頻度が低くなったことが示されている[16]．軽症例や妊娠初期の患者では KI 単独治療も選択肢の一つとなる．KI による甲状腺ホルモンの合成・分泌抑制効果は抗甲状腺薬よりも早く現れるが，長期投与により効果が薄れるエスケープ現象を起こす可能性があることに注意が必要である．

甲状腺機能が正常範囲になるまでは重症度に応じて，場合によっては2週間おきに FT$_4$，FT$_3$ のチェックを行う．甲状腺機能が十分に正常化したら抗甲状腺薬を減量していき，FT$_4$，TSH を指標とし最小量である MMI 5 mg/日の隔日投与とする[7]．これを維持量として6か月以上の長期間投与を行うが，維持療法期間が長いほど寛解率が高いことが知られている[17]．抗甲状腺薬には皮疹，肝機能障害，筋肉痛，関節痛といった軽症のものが1〜6%の頻度で起こるとされるが，無顆粒球症，重症肝障害(特に PTU 内服時)，多発性関節炎，ANCA 関連血管炎症候群(特に PTU 内服時)といった重症のものが0.1%前後の頻度で起こる[7][15]．これらの副作用は服用開始から3か月以内に認めることが多く，治療開始後は数週間おきに血算，肝機能を測定することが望ましい．

甲状腺ホルモンであるレボチロキシンナトリウム(チラーヂン®)と MMI との併用療法が行われることがあるが，バセドウ病の寛解目的としては効果がなく，治療初期や治療中に T$_3$ に比べ T$_4$ が優位に高値を示す T$_3$ 優位型バセドウ病などで甲状腺機能のコントロールが難しいときや放射性ヨウ素内用療法後の甲状腺機能低下症予防，TSH 上昇による眼症悪化を防ぐ目的で使用される．ただし，T$_3$ 優位型バセドウ病は抗甲状腺薬による寛解が難しく，長期の内服で甲状腺腫大，手術合併症のリスク増大を招くため，早期の手術や放射性ヨウ素内用療法が望ましいとされている[18]．他には β 遮断薬が頻脈に対して使用されることがある．特に，甲状腺クリーゼでの迅速な治療において適応となる．

2．放射性ヨウ素内用療法(^{131}I 内用療法)

抗甲状腺薬によって副作用を認めた症例，抗甲状腺薬で寛解しない症例，手術治療後の再発，薬物療法や手術治療を希望しない場合，心臓病・肝臓病・糖尿病などの慢性疾患があるときなどが適応になる．妊娠・その可能性がある女性，授乳中，18歳以下(5歳未満は禁忌)，重症甲状腺眼症例は基本的に適応にならない．北米では放射性ヨウ素内用療法によるバセドウ病眼症の悪化や悪性腫瘍頻度の増加の報告により，以前より割合は減ったが未だにバセドウ病治療の中心となっている[19]．放射性ヨウ素内用療法の再発率は15%とされており，抗甲状腺薬による再発率に比べると有意に低い[20]．

治療前には甲状腺機能がコントロールされていることが重要である．治療前に加えて治療後のコントロールに無機ヨウ素薬が使用されることもある．治療開始の1週間以上前からヨウ素制限を開始し，治療3日以上前からは抗甲状腺薬も中止する．投与量は吸収線量や甲状腺重量に基づいて甲状腺機能正常を目指すのか，甲状腺機能低下症を治療目的とするかにもよって異なり，確立された投与量の決定方法はない．正常機能を目指すときは目標とする甲状腺吸収線量は60〜80 Gy，機能低下症を目指すときは120 Gy 以上が目安とされる[21]．しばらく汗，唾液や尿などに放射性ヨウ素が含まれるので投与後は周囲の人に微量の放射線を受けるリスクがあり，1週間程度は注意が必要

となる．治療後早期には甲状腺組織の破壊により甲状腺中毒症の症状が出るが，症状が強い場合などには抗甲状腺薬などを用い甲状腺機能を正常化させる．著しい機能低下症を起こすこともあり，甲状腺機能が安定しないため，治療後半年は1か月おきに甲状腺機能の評価が必要である．初回治療後，半年～1年経っても甲状腺機能亢進症が改善せず抗甲状腺薬を中止できなければ再治療を検討する．

3．手術治療

他の治療法や甲状腺ホルモンの補充療法がない時代において手術治療は唯一の治療法であり，甲状腺機能正常を目指すために甲状腺亜全摘術が標準術式であった．現在は薬物療法に副作用がある症例，他の治療法での難治性症例，甲状腺腫の大きな症例，早期の妊娠希望例，活動性甲状腺眼症例など短期的に甲状腺機能の正常化をめざす症例などのみが適応となり，手術症例は著明に減少している．ただ，甲状腺腫による圧排の改善やTRAbを確実に低下させるという点は大きなメリットとなる[22]．甲状腺亜全摘では甲状腺機能正常を目的に残置量を決定するが，残置量を増やせば再発率は高くなり，残置量を減らせば甲状腺機能は正常とならず機能低下症となる患者が増える．一方で，全摘術には再発の可能性がない代わりに必ず機能低下症になるので甲状腺ホルモンの補充が必須である．治療で寛解することは医師・患者にとって本望ではあるが，手術治療における亜全摘術での再発率を考えるとその適応には注意が必要であり，再発の起こらない甲状腺全摘術が現在では標準となっている[23)24)]．

甲状腺機能のコントロールが悪いと手術のストレスにより甲状腺クリーゼを発症する可能性があるので，手術前には甲状腺機能を正常化しておく必要がある．抗甲状腺薬の投与に加え，術前1～2週間前からKI（ヨウ化カリウム丸50 mg，1～2錠）を投与する．これにより甲状腺の血流が減少し術中出血も減少するとされている[25)]．術前にコントロールがつかない場合はステロイド（プレドニゾ

ロン30 mg）併用を検討する．

手術の合併症には反回神経麻痺，副甲状腺機能低下症が挙げられる．通常の甲状腺の手術に比べ甲状腺が腫大していることに加えて，血流が豊富であることから術後出血にも注意が必要である．2016年からはバセドウ病の手術に超音波凝固装置等加算が認められ，血管がシーリングできるエネルギーデバイスが使用されることが増え出血量の減少，手術時間の短縮が期待できる[26)]．内視鏡手術も保険適用となっており，頸部の傷が小さく着服時の整容性に優れるので希望する患者が少なからずいるが，あまりにも大きい甲状腺腫大に対しては難しい[27)]．2018年からは神経刺激装置（NIM）も保険収載されている．神経損傷のリスクは減らないが，内視鏡手術や小切開手術など視野およびワーキングスペースが限られる場合には有用ではある．

4．生活指導

喫煙がバセドウ病の発症リスクを上げ，治療に対する抵抗性や再発率も上げることが知られている．甲状腺眼症にも関連しており禁煙を強く勧める．外科手術時をはじめ，感染，外傷などの身体的なストレスで悪化することがある．過剰な精神的ストレスは発症のリスクとなり，再発のきっかけにもなりやすいため注意する．甲状腺ホルモンが高値であると不安，イライラ，怒りやすい，不眠などの精神症状を示す．

ヨウ素は甲状腺ホルモンを合成するためには必須のミネラルで，海藻や魚介類に多く含まれる．ヨード欠乏地域においてはヨード過剰摂取による甲状腺機能亢進症発症が報告されているが，日本はヨード充足地域であり，通常量であればバセドウ病において問題となることはない[28)]．

5．甲状腺眼症に対する治療

失明の危険がある最重症例では至急ステロイド・パルス療法を開始する．中等症以上で活動性があればステロイド・パルス療法が適応になる．後眼窩組織に浸潤したリンパ球は放射線に感受性が高いため眼窩部放射線外照射が行われる．非活

動期には視機能の回復と整容性を目的に眼窩減圧術，外眼筋手術などが行われる[5)29)]．

6．バセドウ病と妊娠について

バセドウ病が未治療もしくは治療が十分でない甲状腺機能亢進症の状態では，流産や早産，妊娠中毒症などのリスクが増加する．妊娠前から治療が必要であるが，妊娠初期は MMI 服用による催奇形性が知られており妊娠希望があれば内服薬の変更を検討しておく必要がある．放射性ヨウ素治療を受ける場合は治療後に半年以上避妊する必要がある．手術は速やかに確実に甲状腺機能を低下させることが可能であり TRAb の値も改善していく．術後の甲状腺機能低下症を適切にコントロールしてから妊娠を計画する．母体の TRAb が高値のままでは胎児の甲状腺組織が刺激され甲状腺機能亢進症がみられることがある．抗甲状腺薬で治療されていれば母体とともに胎児も治療されるが，出産後はその効果がなくなるので一過性の甲状腺機能亢進症を起こすことがある．生後 3 か月頃には母体からの TRAb が消失し自然軽快する．妊娠初期に分泌されるヒト絨毛性ゴナドトロピン（hCG）に甲状腺の刺激作用があるため妊娠時，一過性甲状腺機能亢進症を発症することがある．バセドウ病が妊娠を契機に発症することもあるので，鑑別に TRAb の測定が必要である[30)]．

終わりに

本稿の主題は"外来でみる甲状腺疾患"であるが，最近では耳鼻咽喉科医がバセドウ病患者を継続して診察，治療を行うことは少ないかもしれない．どちらかというと内分泌内科の医師が外来で薬物治療を行ったうえで，必要となった際に手術加療の依頼を受け，術後はまた内科医で経過をみてもらうことも多いと思われる．しかしながら，手術の適応や周術期の注意点だけでなく，基本的な知識をもっておく必要がある．本稿がバセドウ病にかかわる耳鼻咽喉科医にとって参考になれば幸いである．

文 献

1) Hussain YS, Hookham JC, Allahabadia A, et al：Epidemiology, management and outcomes of Graves' disease-real life data. Endocrine, **56**(3)：568-578, 2017.

2) Smith TJ, Hegedüs L：Graves' Disease. N Engl J Med, **375**(16)：1552-1565, 2016.

3) Huang Y, Jin B, Huang Y, Dong A：Consistency Between Thyrotropin Receptor Antibody(TRAb)and Thyroid-Stimulating Antibody(TSAb)Levels in Patients with Graves Disease. Lab Med, **53**(4)：412-416, 2022.

4) 白澤専二，中林一彦：自己免疫性甲状腺疾患ゲノム解析の現状と転写関連分子 ZFAT．第37回日本臨床免疫学会総会抄録集［Internet］，2009．Available from：https://www.jstage.jst.go.jp/article/jscisho/37/0/37_0_7/_article/-char/ja/

5) 廣松雄治：Basedow 病眼症．日内誌, **99**(4)：755-762, 2010.

6) 高須信行：Basedow 病・橋本病：診断と治療．日内誌, **97**(9)：2217-2228, 2008.

7) 田上哲也：Basedow 病薬物治療．日内誌, **99**(4)：733-740, 2010.

8) 溝上哲也：機能性結節の治療．内分泌・甲状腺外会誌, **35**(3)：167-172, 2018.

9) 中村浩淑：甲状腺中毒症の診断と治療．日内誌, **97**(3)：558-563, 2008.

10) Ross DS, Burch HB, Cooper DS, et al：2016 American Thyroid Association Guidelines for Diagnosis and Management of Hyperthyroidism and Other Causes of Thyrotoxicosis. Thyroid, **26**(10)：1343-1421, 2016.
Summary 甲状腺機能亢進症と甲状腺中毒症に対する 124 のエビデンスに基づく診断と治療に関する推奨事項について記載している．

11) Tozzoli R, Bagnasco M, Giavarina D, et al：TSH receptor autoantibody immunoassay in patients with Graves' disease：improvement of diagnostic accuracy over different generations of methods. Systematic review and meta-analysis. Autoimmun Rev, **12**(2)：107-113, 2012.

12) Macovei ML, Azis Ű, Gheorghe AG, et al：A systematic review of euthyroid Graves' disease(Review). Exp Ther Med, **22**(5)：1346, 2021.

13) 綾井健太, 松永圭司, 蓮井雄介ほか：甲状腺中毒症合併の急性冠症候群患者に対してヨード造影剤を使用し甲状腺クリーゼなく治療し得た1例. 心臓, 51(4)：453-457, 2019.

14) Rhee CM, Bhan I, Alexander EK, et al：Association between iodinated contrast media exposure and incident hyperthyroidism and hypothyroidism. Arch Intern Med, 172(2)：153-159, 2012.

15) 西原永潤：バセドウ病の薬物療法. 内分泌・甲状腺外会誌, 35(3)：152-155, 2018.
Summary 抗甲状腺薬を中心に薬剤の選択, 投与法, 妊娠時, 他の治療法への変更に焦点を当て薬物療法の活用方法について述べている.

16) Sato S, Noh JY, Sato S, et al：Comparison of efficacy and adverse effects between methimazole 15 mg＋inorganic iodine 38 mg/day and methimazole 30 mg/day as initial therapy for Graves' disease patients with moderate to severe hyperthyroidism. Thyroid, 25(1)：43-50, 2015.

17) Konishi T, Okamoto Y, Ueda M, et al：Drug discontinuation after treatment with minimum maintenance dose of an antithyroid drug in Graves' disease：a retrospective study on effects of treatment duration with minimum maintenance dose on lasting remission. Endocr J, 58(2)：95-100, 2011.

18) 田口敦士, 末廣篤, 北村守正ほか：T3優位型バセドウ病の手術症例についての検討. 内分泌・甲状腺外会誌, 36(4)：240-244, 2019.

19) 赤水尚史：バセドウ病治療法選択の国際比較とその変遷. 内分泌・甲状腺外会誌, 30(2)：137-141, 2013.

20) Sundaresh V, Brito JP, Wang Z, et al：Comparative effectiveness of therapies for Graves' hyperthyroidism：a systematic review and network meta-analysis. J Clin Endocrinol Metab, 98(9)：3671-3677, 2013.

21) 御前隆：Basedow病131I内用療法. 日内誌, 99(4)：741-746, 2010.

22) 渡邊奈津子：外科治療が適応となるBasedow病の特徴と注意点. 内分泌・甲状腺外会誌, 35(4)：272-276, 2018.

23) 松津賢一, 杉野公則, 伊藤公一：バセドウ病の外科治療. 内分泌・甲状腺外会誌, 35(3)：162-166, 2018.
Summary バセドウ病の外科治療の歴史, 適応について記載し, 再発の可能性がない甲状腺全摘術における周術期の注意点をまとめている.

24) 山本浩孝, 児嶋剛, 岡上雄介ほか：バセドウ病に対する甲状腺亜全摘出術の成績. 天理医学紀要, 24(1)：37-43, 2021.

25) Whalen G, Sullivan M, Maranda L, et al：Randomized trial of a short course of preoperative potassium iodide in patients undergoing thyroidectomy for Graves' disease. Am J Surg, 213(4)：805-809, 2017.

26) 花井信広：頭頸部外科領域におけるエナジーデバイス. 日耳鼻会報, 119(10)：1328-1329, 2016.

27) 野村研一郎, 片山昭公, 高原幹ほか：バセドウ病に対する内視鏡補助下甲状腺全摘術. 頭頸部外科, 26(1)：83-89, 2016.

28) 布施養善：ヨウ素をめぐる医学的諸問題—日本人のヨウ素栄養の特異性. Biomed Res Trace Ele, 24(3)：117-152, 2013.

29) 竹野幸夫, 木村徹, 石野岳志ほか：甲状腺眼症に対する内視鏡下経鼻腔眼窩減圧術. 耳展, 62(5)：198-208, 2019.

30) Alexander EK, Pearce EN, Brent GA, et al：2017 Guidelines of the American Thyroid Association for the Diagnosis and Management of Thyroid Disease During Pregnancy and the Postpartum. Thyroid, 27(3)：315-389, 2017.

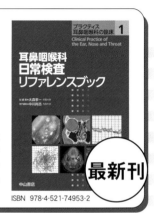

MB ENT, 298：19-26, 2024

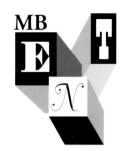

◆特集・外来でみる甲状腺疾患

慢性甲状腺炎（橋本病）をどうみるか

伊澤正一郎*

Abstract 慢性甲状腺炎（橋本病）は甲状腺濾胞上皮細胞を標的とする臓器特異的自己免疫疾患である．様々な程度のびまん性甲状腺腫大と甲状腺自己抗体（抗サイログロブリン抗体，抗甲状腺ペルオキシダーゼ抗体）の証明が診断に必要である．主な治療対象は原発性甲状腺機能低下症だが，甲状腺機能正常もしくは自覚症状を伴わず診断されることも少なくない．甲状腺機能低下症はヨウ素過剰例では，ヨウ素制限で甲状腺機能が回復することもある．甲状腺ホルモン補充療法の適応は年齢や妊娠の有無などを考慮して決定する．治療薬はレボチロキシンNa内服を中心に少量より開始し，2〜4週間毎に漸増するのが通常である．一過性に甲状腺部の自発痛や圧痛を伴わず破壊性甲状腺中毒症を呈する無痛性甲状腺炎，甲状腺萎縮が先行し阻害型TSH受容体抗体が証明される萎縮性甲状腺炎，救急医療で遭遇しうる粘液水腫性昏睡など関連する病態にも留意すべきである．

Key words 抗サイログロブリン抗体（anti-thyroglobulin antibody），抗甲状腺ペルオキシダーゼ抗体（anti-thyroid peroxidase antibody），慢性甲状腺炎（chronic thyroiditis），甲状腺機能低下症（hypothyroidism），ヨウ素（iodine），レボチロキシンNa（levothyroxine Na）

はじめに

橋本病（Hashimoto disease, Hashimoto thyroiditis）は1912年に橋本策博士がstruma lymphomatosaとして投稿した論文にて初めて国際的に認められた疾患で，甲状腺濾胞上皮細胞を標的とした臓器特異的自己免疫疾患である．現在は慢性甲状腺炎（chronic thyroiditis）や自己免疫性甲状腺炎（autoimmune thyroiditis）も同義語として汎用され，診断ガイドラインでも慢性甲状腺炎（橋本病）と表記されている（表1）．原発性甲状腺機能低下症の原因としてもっとも知られており，非専門医が遭遇する機会も多い．

慢性甲状腺炎（橋本病）の病態

1．病態と疫学

特徴的な病理像は甲状腺内へのリンパ球の浸潤

であり，甲状腺濾胞上皮細胞に特異的な自己免疫機序の活性化により産生された自己抗体が証明される[1]．多くの症例で甲状腺機能は維持されるが，進行すると甲状腺刺激ホルモン（TSH）で代償されている間は甲状腺ホルモン濃度が維持されても，困難になると甲状腺機能低下症が顕性化する．長期経過の進行例では甲状腺濾胞破壊や線維化により，甲状腺は萎縮することがある．

疫学的には30〜50歳台の女性に好発し，男女比は1：10〜20にも及ぶ[1,2]．有病率は高く，甲状腺自己抗体陽性率は健康な人でも約10〜20%とする報告が多い[3]．遺伝因子と環境因子が発症に関与し，HLA-DR3やDR4，PD1，CD40などの遺伝子多型，女性，妊娠，ヨウ素摂取過剰，セレニウム欠乏，薬剤（免疫チェックポイント阻害薬など），喫煙，放射線被ばく，加齢の関連が報告されている[1]．

* Izawa Shoichiro, 〒683-8504 鳥取県米子市西町36-1 鳥取大学医学部循環器・内分泌代謝内科学分野，学部内講師

表 1. 慢性甲状腺炎(橋本病)の診断ガイドライン(日本甲状腺学会)

a) 臨床所見
 1. びまん性甲状腺腫大(萎縮の場合もある)
   但しバセドウ病など他の原因が認められないもの
b) 検査所見
 1. 抗甲状腺ペルオキシダーゼ抗体(抗 TPO 抗体)陽性
 2. 抗サイログロブリン抗体陽性
 3. 細胞診でリンパ球浸潤を認める
1) 慢性甲状腺炎(橋本病)
   a)および b)の1つ以上を有するもの
【付記】
 1. 阻害型抗 TSH-R 抗体などにより萎縮性になることがある.
 2. 他の原因が認められない原発性甲状腺機能低下症は慢性甲状腺炎(橋本病)の疑いとする.
 3. 甲状腺機能異常も甲状腺腫大も認めないが抗 TPO 抗体または抗サイログロブリン抗体陽性の場合
   は慢性甲状腺炎(橋本病)の疑いとする.
 4. 自己抗体陽性の甲状腺腫瘍は慢性甲状腺炎(橋本病)の疑いと腫瘍の合併と考える.
 5. 甲状腺超音波検査で内部エコー低下や不均質を認めるものは慢性甲状腺炎(橋本病)の可能性が強い.

(日本甲状腺学会より許可を得て引用.
https://www.japanthyroid.jp/doctor/guideline/japanese.html#mansei)

2. 慢性甲状腺炎(橋本病)の亜型

1) 萎縮性甲状腺炎

慢性甲状腺炎(橋本病)の一部には甲状腺腫大を伴わず,甲状腺萎縮が先行して原発性甲状腺機能低下症に至るものがある.病態には TSH 受容体へ抑制的に働く TSH 受容体抗体(TRAb/TBII)である阻害型 TSH 受容体抗体(TSBAb)が関与する(表1)[2)4)].

2) IgG4 関連甲状腺疾患

慢性甲状腺炎(橋本病)の一部に IgG4 陽性形質細胞浸潤が高度で,血清 IgG4 高値を伴うことがある.病変が甲状腺に限局したもの,全身臓器病変を伴うものがあり,自己免疫性膵炎,後腹膜線維症などの患者でも留意すべきである[5)].

診断の契機となる症状や検査所見

慢性甲状腺炎(橋本病)の症候は,甲状腺腫大と甲状腺機能低下症に伴う症状である.しかし現代では,様々な専門領域の診療で実施される甲状腺機能検査や画像検査により偶然発見されることも珍しくはない.

1. 甲状腺腫大

甲状腺腫はびまん性で大きさは様々である.嚥下時の違和感を訴える場合はあるが,甲状腺腫そのものが呼吸困難や嗄声の原因となることは稀である.一部症例では線維化を反映して甲状腺は硬い結節状となるが,柔らかい甲状腺腫のこともある[2)].

2. 甲状腺機能低下症の症状

甲状腺ホルモンの欠乏を反映し全身に様々な症状を呈する.無気力,疲労感,浮腫,耐寒能低下,体重増加,動作緩慢,記憶力低下,うつ症状,便秘,徐脈,手掌黄染,脱毛,月経異常などが代表的である.高度の場合に傾眠や意識障害をきたすことがある(「粘液水腫性昏睡」の項参照).各症候の特異性は低いが,複数認める場合に本症を念頭に置く必要がある.高度で長期に持続した甲状腺機能低下症で認める粘液水腫様顔貌では顔面が無気力で浮腫状,眼瞼浮腫,眉毛外側の菲薄化,厚い口唇,舌腫大,粗雑な毛髪となる(図1).甲状腺機能低下症に特徴的な浮腫は圧痕を伴わない点が他疾患と異なる.

3. 血液生化学検査異常

甲状腺機能低下症では,AST,ALT,LDH,CPK,クレアチニン,総コレステロール,LDL-コレステロールなどが上昇しうる.健康診断などで脂質異常症,肝機能異常の指摘や悪化の際は,除外が必要である.

4. 潜在性甲状腺機能低下症

甲状腺ホルモン値は基準範囲内にあるにもかかわらず,TSH のみ高値となる病態である(表2).甲状腺機能検査で偶然見つかることが多い.日本

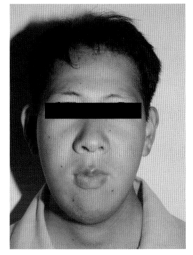

図 1. 粘液水腫様顔貌
無気力で浮腫状の顔面，眼瞼浮腫，眉毛外側の菲薄化，厚い口唇を認める.

人の人間ドック受診者 11,498 人を対象とした検討では，有病率は男女とも年齢に従って上昇し，70 歳台では男性 10.1%，女性 14.6% に認めたと報告されている[6]．慢性甲状腺炎(橋本病)は本病態においても高頻度である.

　現代の医療現場では様々な場面で甲状腺機能検査が実施される．がん診療における免疫チェックポイント阻害薬やチロシンキナーゼ阻害薬の導入や維持，循環器内科領域でのアミオダロンの管理に際しては，特に留意すべきである.

5. 画像検査異常

　頸動脈超音波検査や CT におけるびまん性甲状腺腫大，甲状腺 CT 値低下，FDG PET-CT のびまん性高集積などを認める場合は，本症を考慮する．甲状腺癌などの腫瘍性病変の可能性もあり超音波検査での確認が必要である[7]．

診断のための検査

　びまん性甲状腺腫大に加え，甲状腺自己免疫の証明として抗サイログロブリン抗体(TgAb)や抗甲状腺ペルオキシダーゼ抗体(TPOAb)が診断に必要である(表 1)．超音波検査や細胞診におけるリンパ球浸潤も診断の根拠となる．しかし，甲状腺腫瘍手術時の病理組織所見と TPOAb や超音波所見を対比させた場合，組織学的にリンパ球浸潤を確認した 277 症例のうち 66 例は TPOAb および超音波所見陰性であったとする報告もあり，検出感度には限界がある[8]．本症の診断に甲状腺機能は関係ないが，契機は甲状腺腫大のほか甲状腺機能低下症であることが多い.

1. 甲状腺機能検査

　甲状腺ホルモン値の低下は TSH 上昇と比べて遅れて生じるため，原発性甲状腺機能低下症のスクリーニングでは血中 TSH 上昇の証明がもっとも重要である(表 2)．保険診療で測定可能な甲状腺ホルモンには総トリヨードサイロニン(T_3)，総サイロキシン(T_4)，に加え遊離 T_3(FT$_3$)や遊離 T_4(FT$_4$)があるが，実臨床では迅速測定可能な TSH，FT$_3$，FT$_4$を汎用する．FT$_3$は全身状態や基礎疾患も反映するため，TSH と FT$_4$を優先的に測定する．診療場面に応じた検査項目の選択と保険点数を表 3 にまとめる.

2. 甲状腺自己抗体

　慢性甲状腺炎(橋本病)の診断では，TgAb あるいは TPOAb の陽性化を確認する(表 1)．TgAb および TPOAb を間接凝集反応で半定量的に評価

表 2. 甲状腺機能低下症の甲状腺機能検査所見

病態			TSH	FT$_4$	FT$_3$
正常			→	→	→
甲状腺機能低下症	原発性甲状腺機能低下症	潜在性甲状腺機能低下症	↑	→	→
		顕性甲状腺機能低下症　軽症	↑	↓	→
		顕性甲状腺機能低下症　中等症〜重症	↑↑	↓↓	↓
	中枢性甲状腺機能低下症		↓〜↑	↓	↓
	甲状腺ホルモン不応症		→〜↑	↑	↑

表 3. 甲状腺機能低下症の診療に汎用される検査項目と意義

◎：強く推奨，○：推奨，×：不可

検査項目		基準範囲の一例	検査目的					迅速測定	保険点数（2023年）
			甲状腺機能低下症スクリーニング	甲状腺機能低下症経過観察・薬剤調整	慢性甲状腺炎診断	甲状腺眼症疑い	萎縮性甲状腺炎		
甲状腺機能検査									
TSH		0.27～4.2 μU/mL	◎	◎	○		○	可	101
遊離 T_4		0.93～1.7 ng/dL	○	◎	○		○	可	124
遊離 T_3		2.3～4.0 pg/mL		○	○		○	可	124
甲状腺自己抗体									
TRAb (TBII)	第2世代	<1.0 IU/L				○	○	×	220
	第3世代	<2.0 IU/L				◎	◎	可	220
TSAb		<110%				◎		×	340
TSBAb		<13.1% Blocking index<8.0					○	×	未収載
TgAb		<28 U/mL			◎		○	可	140
TPOAb		<16 U/mL			◎		○	可	142

するサイロイドテスト，マイクロゾームテストも実施されてきたが，2022年12月以降大手受託検査企業の受付は終了している．TgAb，TPOAbは甲状腺機能低下症やびまん性甲状腺腫大を有さない人にも高率に陽性となる[3]ため，臨床所見との対比が必要である．

バセドウ病の診断に用いる TRAb は慢性甲状腺炎（橋本病）でも陽性化することもある．この TRAb は甲状腺ホルモンの合成・分泌刺激となる刺激性 TSH 受容体抗体（TSAb）ではなく，TSH を競合阻害する TSBAb である可能性が高い[4]．直接的に TSBAb も測定可能であるが保険適用外である（表3）．

3．超音波検査

超音波検査はびまん性腫大または萎縮のほか，内部エコーレベル低下，内部エコーレベル不均質，甲状腺表面の凹凸不整，パワードプラやカラードプラにおける内部血流増加など，触診では難しい客観的所見を検出可能である（図2）[9]．同時に甲状腺結節や頸部リンパ節腫脹の評価も行う．

4．穿刺吸引細胞診

慢性甲状腺炎（橋本病）の診断を目的として実施することは稀だが，リンパ腫や合併する甲状腺結節の悪性除外を目的に実施する．リンパ球浸潤を

確認することが重要である．

治　療

治療対象は，甲状腺機能の適正化と一部症例における甲状腺腫の圧排症状である．甲状腺機能低下症の治療は T_4 製剤であるレボチロキシン Na（LT_4）の経口投与が中心だが，適応や導入方法は患者背景や病状に応じて決定する．

1．ヨウ素過剰の是正

慢性甲状腺炎（橋本病）では，ヨウ素過剰により甲状腺機能低下症が顕性化している可能性がある．日本は地域差があるもののヨウ素充足地域である[10]．特に，昆布などのヨウ素を大量に含む食品摂取が日常より多い患者，ヨード造影剤使用後，ポビドンヨード常用者，不整脈にアミオダロン投与中の患者は考慮する．自覚症状や関連する検査所見を有さない症例，甲状腺萎縮がない症例，FT_4 レベルが保たれた症例では，数週間制限するだけで自然回復することもありうる[2]．

2．甲状腺ホルモン補充療法

甲状腺ホルモン剤には T_4 製剤である LT_4 と T_3 製剤であるリオチロニン Na があるが，通常は血中半減期の長い LT_4 経口製剤を用いる．LT_4 注射製剤も近年保険収載されたが，粘液水腫性昏睡や

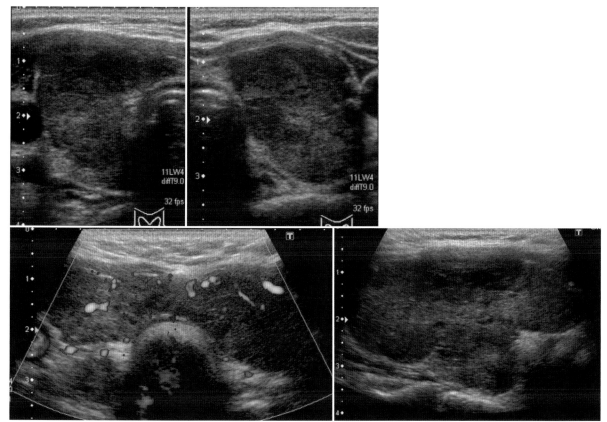

<table>
<tr><td>a</td><td>b</td></tr>
<tr><td>c</td><td>d</td></tr>
</table>

図 2. 慢性甲状腺炎(橋本病)の超音波所見
　　　　a：右葉横断像
　　　　b：左葉横断像
　　　　c：横断像(パワードプラ)
　　　　d：右葉横断像
甲状腺のびまん性腫大に加え，内部エコーレベルの低下，内部エコーレベルの不均質，
甲状腺表面の凹凸不整，パワードプラにて内部血流の増加を認める．

経口投与困難例に適応は限定される．補充により，甲状腺腫の縮小が得られる場合もある．

1）レボチロキシン Na(LT$_4$)導入と継続法

LT$_4$経口製剤導入は少量より開始することを原則とする．教科書的には甲状腺全摘術後の患者の必要量は 1.6～2.1 μg/体重 kg/日程度とされている．特に，高齢者や虚血性心疾患の既往がある場合，25 μg/日程度から開始して 12.5～25 μg ずつ 2～4 週毎に漸増する．投与量変更で甲状腺機能が平衡状態に達するには 6 週間程度を要するため，増やしすぎないように注意する[12]．通常 TSH は基準範囲の低値域に調整するが，高齢者では目標を高く設定することがある．維持療法期にも 3～6 か月に 1 回程度 TSH や FT$_4$ を測定し，用量調整

の必要性を判断する．

なお生体内では生理活性を示す T$_3$ は 8 割が T$_4$ から脱ヨウ素酵素の作用，2 割が甲状腺で直接生成される[11]．甲状腺全摘術後などでは T$_3$ の供給が脱ヨウ素酵素に依存するため，TSH 正常化には FT$_4$ を基準範囲内でも高値に維持する必要があり，T$_3$ 経口製剤を併用することもある．

また，副腎皮質機能低下症を合併する場合，甲状腺ホルモンの先行投与は副腎皮質機能低下症の悪化につながるため禁忌である[12]．低 Na 血症，血糖値低下，全身倦怠感や食思不振を伴う場合，ACTH(副腎皮質刺激ホルモン)，コルチゾールの測定を考慮し，ヒドロコルチゾンなどのグルココルチコイドから補充開始を検討する．特に，近年

使用機会が増えた免疫チェックポイント阻害薬では免疫学的有害事象(irAE)として甲状腺機能低下症のみならず下垂体性副腎皮質機能低下症の頻度が極めて高い点に留意する[13].

2）甲状腺ホルモン剤の吸収不良

LT_4吸収には胃酸による pH 低下が重要であるため，萎縮性胃炎や胃全摘後では吸収率が低下する．また，鉄剤は LT_4 と胃内でキレートを形成するため，同時投与は避けるべきである[14].

3）妊娠時の対応

甲状腺ホルモンは妊娠の成立や維持，子どもの成長や発達にも重要であり，不足は月経異常や不妊，流早産や妊娠高血圧症候群などとも関連しうる．また，母体の甲状腺機能低下症は，胎児の成長や発達の遅れにもつながりうる[15].

妊娠時に産生されるヒト絨毛性ゴナドトロピンはその β サブユニットが TSH と共通である．したがって，妊娠初期には甲状腺ホルモン分泌が増加し TSH が非妊娠時より低値となる[16]．甲状腺ホルモン補充療法中の妊婦では妊娠初期の生理的な甲状腺ホルモン濃度上昇を得るため，LT_4 を非妊娠時の1.3～1.5倍に増量し，出産まで維持する[15].

4）絶食時・手術時の補充療法

全身麻酔手術前には TSH や FT_4 を確認する．甲状腺ホルモンが充足されていない場合，予定手術は甲状腺機能適正化後が望ましい．LT_4 は血中半減期が 7 日間と長く，内服困難が数日発生する場合でも術前の甲状腺機能が適切であれば影響はほとんどない[1]．LT_4注射製剤は流通量が少なく，長期絶食が予想される場合は事前に調達を準備する必要がある．

3．その他の治療

慢性甲状腺炎(橋本病)では，稀に甲状腺腫が非常に高度で気管圧排や審美性が問題となりうる．甲状腺機能正常化により甲状腺腫縮小が得られない場合，気道閉塞リスクが高い場合に手術が実施されることある[17]．また，甲状腺腫にヨウ素取り込み能があり緊急性がなければ，[131]I内用療法(保険適用外)が検討されることもある．

慢性甲状腺炎(橋本病)の関連病態

1．無痛性甲状腺炎

自己免疫異常の一過性増悪により，自発痛や圧痛を伴わず，甲状腺濾胞破壊による甲状腺中毒症をきたす病態である．甲状腺中毒症は一時的で甲状腺機能低下症に移行して1～3か月以内に正常化するものが多いが，一部の甲状腺機能低下症は永続する．分娩，グルココルチコイド内服中止，インターフェロン治療，GnRH 誘導体などが誘因となり，同様の経過を反復しうる．バセドウ病との鑑別診断は TRAb や臨床症状，[123]I あるいは[99m]Tc 甲状腺シンチグラフィにより行う[18]．irAE では初期に無痛性甲状腺炎を呈し，甲状腺機能低下症へ移行することも多い[13]．症状が強い場合は β 遮断薬を考慮し，甲状腺機能低下症に移行した場合は程度に応じて LT_4 を開始する．

2．出産後甲状腺機能異常症

出産後は自己免疫疾患の新規発症，再燃，増悪の好発時期である．疾患により好発時期に差はあるが，産後1～2か月に発症する甲状腺中毒症は無痛性甲状腺炎の頻度が高い[19]．出産後に発症するため特に産後甲状腺炎(postpartum thyroiditis)と呼ぶ．

3．橋本病急性増悪

有痛性の甲状腺腫，発熱を伴い破壊性甲状腺中毒症をきたすため，亜急性甲状腺炎との鑑別に苦慮することがある．TgAb あるいは TPOAb が強陽性となることが重要である．亜急性甲状腺炎同様にグルココルチコイドが有用な場合があるが，治療抵抗性で甲状腺全摘を要する場合もある[2]．

4．粘液水腫性昏睡

甲状腺機能低下症が基礎にあり，重度で長期にわたる甲状腺ホルモン欠乏や誘因(薬剤・感染症など)により惹起された低体温・呼吸不全・循環不全などが契機となり，中枢神経系の機能障害をきたす病態である．診断には甲状腺機能低下症と意識障害が必須で，低体温，低換気，循環不全，低 Na 血症のうち 2 つ以上を認めると確実例とな

る[20]．稀な病態ではあるが救急医療で遭遇する可能性が高く，疑った場合は速やかな治療開始が必要である．日本では従来治療にLT$_4$経口製剤が使用されてきたが，近年静注製剤が保険収載された．呼吸・循環管理を行いながら，高用量のLT$_4$を開始し，副腎皮質機能低下症の合併を否定するまではグルココルチコイドを併用する[20)21]．

5．橋本脳症

TgAb，TPOAb陽性の患者において甲状腺機能はほぼ正常にかかわらず，急性意識障害や幻覚・妄想，痙攣のような急性脳症の経過，慢性精神病，小脳失調症を呈して発症する．甲状腺自己抗体が陽性となることが病名の由来であり，粘液水腫性昏睡とは異なる．血清抗anti-NH2 terminal of alpha-enolase抗体（保険適用外）の証明が重要で，脳波の基礎律動の徐波化や脳single photon emission computed tomographyの血流低下を高頻度に認める．多くの患者にグルココルチコイドが奏効する[22]．

6．リンパ腫

特に，中高年の患者において甲状腺腫の増大を認めた場合，本症を念頭に置く．低悪性度のMALTリンパ腫が多いが，びまん性大細胞型B細胞リンパ腫，濾胞リンパ腫もありうる．超音波検査においては，甲状腺内にあたかも嚢胞が出現したかのような著明な低エコー域（pseudocystic pattern）が出現する[23]．細胞診における異型リンパ球が診断の補助となるが，病型診断や治療方針決定には組織診を要する．

7．甲状腺眼症

眼球突出が有名だが，一部では眼窩内脂肪組織や外眼筋炎症を伴い，結膜充血，結膜浮腫，流涙増加，複視などによる著しいQOL低下や視機能への重大な影響を残す．甲状腺機能と関係なく発症し，特に甲状腺機能正常や機能低下で発症するものをeuthyroidあるいはhypothyroid Graves' diseaseと呼ぶ．慢性甲状腺炎（橋本病）においても，症状を認める場合はTRAbあるいはTSAbを測定し（表3），眼科医や内分泌内科医との連携が必要である．日本人では眼球突出が目立たず複視が進行することが多く，他疾患との鑑別の点から眼窩MRIも有用である[24]．

おわりに

慢性甲状腺炎（橋本病）は日本で世界に先駆けて報告されたような典型例から，甲状腺機能検査，画像検査の偶発所見まで多様である．甲状腺ホルモン補充は一部の患者に必要で，患者の状況に応じて適応は変化する．本総説が診療の一助となれば幸いである．

文　献

1) Brent GA, Weetman AP：Hypothyroidism. Williams Textbook of Endocrinology E-book (English edition), Melmed S, et al eds：1790-1877, Elsevier, 2020

2) 日本内分泌学会（編）：慢性甲状腺炎（橋本病）：293-296，内分泌代謝科専門医研修ガイドブック．診断と治療社, 2018.

3) Nishihara E, Amino N, Kudo T, et al：Comparison of thyroglobulin and thyroid peroxidase antibodies measured by five different kits in autoimmune thyroid diseases. Endocr J, **64**：955-961, 2017.
   Summary　TgAbとTPOAbの測定キット間の比較，正常コントロールにおける陽性率が要約されている．

4) Tagami T, Hiroshima-Hamanaka K, Umakoshi H, et al：Experimental Reproduction of Dynamic Fluctuation of TSH Receptor-Binding Antibodies Between Stimulation and Inhibition. J Endocr Soc, **3**：2361-2373, 2019.

5) 李 亜瓊，覚道健一：橋本病とIgG4甲状腺炎．甲状腺会誌, **10**：19-24, 2019.

6) Nakajima Y, Yamada M, Akuzawa M, et al：Subclinical hypothyroidism and indices for metabolic syndrome in Japanese women：one-year follow-up study. J Clin Endocrinol Metab, **98**：3280-3287, 2013.
   Summary　日本人（特に女性）における潜在性甲状腺機能低下症の頻度とメタボリックシンドロームとの関連性を評価している．

7) Drake T, Gravely A, Westanmo A, et al：

Prevalence of Thyroid Incidentalomas from 1995 to 2016：A Single-Center, Retrospective Cohort Study. J Endocr Soc, **4**：bvz027, 2019.

8）Guan H, de Morais NS, Stuart J, et al：Discordance of serological and sonographic markers for Hashimoto's thyroiditis with gold standard histopathology. Eur J Endocrinol, **181**：539-544, 2019.

9）滝　克己，志村浩己：慢性甲状腺炎（橋本病）．日本乳腺甲状腺超音波医学会甲状腺用語診断基準委員会（編）：58-66，甲状腺超音波診断ガイドブック　改訂第3版．南江堂, 2016.

10）Fuse Y, Ito Y, Shishiba Y, et al：Current Iodine Status in Japan：A Cross-sectional Nationwide Survey of Schoolchildren, 2014-2019. J Clin Endocrinol Metab, **107**：e2065-e2079, 2022.

11）伊藤　充，宮内　昭：甲状腺機能低下症に対するレボチロキシン単独療法のピットフォール．甲状腺会誌, **11**：5-9, 2020.

12）一般社団法人日本内分泌学会：間脳下垂体機能障害と先天性腎性尿崩症および関連疾患の診療ガイドライン2023年版．内分泌學雜誌, **99**（S.July）：1-171, 2023.

13）Iwama S, Kobayashi T, Arima H：Clinical Characteristics, Management, and Potential Biomarkers of Endocrine Dysfunction Induced by Immune Checkpoint Inhibitors. Endocrinol Metab（Seoul）, **36**：312-321, 2021.
Summary 免疫チェックポイント阻害薬による甲状腺機能異常や下垂体前葉機能異常の特徴を要約している.

14）Virili C, Antonelli A, Santaguida MG, et al：Gastrointestinal Malabsorption of Thyroxine. Endocr Rev, **40**：118-136, 2019.

15）Alexander EK, Pearce EN, Brent GA, et al：2017 Guidelines of the American Thyroid Association for the Diagnosis and Management of Thyroid Disease During Pregnancy and the Postpartum. Thyroid, **27**：315-389, 2017.

16）Alexander EK, Marqusee E, Lawrence J, et al：Timing and magnitude of increases in levothyroxine requirements during pregnancy in women with hypothyroidism. N Engl J Med, **351**：241-249, 2004.

17）Heggie K, Yeung M, Grodski S, et al：Total thyroidectomy for pressure symptoms in patients with Hashimoto's thyroiditis. ANZ J Surg, **88**：359-362, 2018.

18）日本甲状腺学会：無痛性甲状腺炎の診断ガイドライン．https://www.japanthyroid.jp/doctor/guideline/japanese.html

19）Lee SY, Pearce EN：Assessment and treatment of thyroid disorders in pregnancy and the postpartum period. Nat Rev Endocrinol, **18**：158-171, 2022.

20）田中祐司，白石美絵乃，大野洋介ほか：粘液水腫性昏睡の診断基準と治療方針．日甲状腺会誌, **4**：47-52, 2013.

21）Jonklaas J, Bianco AC, Bauer AJ, et al：Guidelines for the treatment of hypothyroidism：prepared by the American thyroid association task force on thyroid hormone replacement. Thyroid, **24**：1670-1751, 2014.

22）米田　誠，松永晶子：橋本脳症．日内会誌, **106**：1550-1554, 2017.

23）太田　寿，小林　薫：悪性リンパ腫．日本乳腺甲状腺超音波医学会甲状腺用語診断基準委員会（編）：121-125，甲状腺超音波診断ガイドブック改訂第3版．南江堂, 2016.

24）日本甲状腺学会・日本内分泌学会　臨床重要課題「バセドウ病悪性眼球突出症の診断基準と治療指針の作成」委員会：バセドウ病悪性眼球突出症（甲状腺眼症）の診断基準と治療指針2023. https://www.japanthyroid.jp/doctor/img/basedou03_2023.pdf

MB ENT, 298 : 27-32, 2024

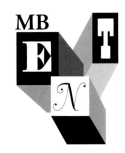

◆特集・外来でみる甲状腺疾患

甲状腺良性腫瘍をどうみるか

福原隆宏*

Abstract 甲状腺良性腫瘍において，病理学的に定義される良性腫瘍と外来でみる良性腫瘍の間には乖離がある．これは，濾胞癌が手術で摘出した後の病理検査でないと診断がつかないことが一因である．外来でみる甲状腺良性腫瘍は，超音波で悪性所見のないもの，もしくは細胞診（FNAC）で悪性の所見がないものを対象とする．フォローアップは主に超音波検査で行い，超音波の診断基準としては本邦では日本超音波医学会の甲状腺結節（腫瘤）超音波診断基準や日本乳腺甲状腺超音波医学会（JABTS）の甲状腺超音波診断ガイドブックを用い，診断や FNAC を行う．海外では ACR-TIRADS などが主として用いられている．甲状腺良性腫瘍の手術適応は，甲状腺腫瘍診療ガイドラインを参考にして，腫瘍の大きさや増大，悪性を疑う所見の出現，症状など総合的に判断して決定する．甲状腺良性腫瘍のフォローアップでは，患者負担の軽減を考慮しながら，悪性腫瘍を見逃さないようにすることが肝要である．

Key words 甲状腺良性結節（benign thyroid nodules），超音波検査（ultrasonography），穿刺吸引細胞診（fine needle aspiration cytology：FNAC）

甲状腺良性腫瘍とは

甲状腺癌取扱い規約では，甲状腺の良性腫瘍は濾胞腺腫とされる[1]．濾胞腺腫は組織学的に，濾胞上皮由来で線維性被膜により被包され，被膜浸潤，血管浸潤，転移がみられないものと規定される．腫瘍細胞による被膜外浸潤もしくは脈管浸潤がみられる場合は濾胞癌の診断となる．濾胞腺腫と濾胞癌の細胞像はほぼ変わらないため，穿刺吸引細胞診（fine needle aspiration cytology：FNAC）や部分的な組織診では濾胞癌の診断は困難であり，手術で摘出することで診断がつく[1][2]．しかし，中には術後病理で良性と診断されていても，遠隔転移によって初めて濾胞癌と判明する症例も存在する[3]．一方，腺腫様甲状腺腫は非腫瘍として，腫瘍様病変（tumor-like lesions）に分類される[1]．

しかし，2023 年に出た第 5 版 WHO 分類では，腺腫様甲状腺腫は thyroid follicular nodular disease とされ，良性腫瘍に分類された[4]．

実臨床での診断

実際の臨床では，甲状腺結節の診断は，視診・触診・血液学的検査・超音波検査・FNAC の結果で診断する．術前もしくは手術を行わない症例においては，特に FNAC の結果が重要視される．

1．視診／触診

甲状腺結節は頸部正中の腫脹として気づかれることが多い．解剖では，甲状腺は喉頭の下縁，輪状軟骨直下に峡部があり，その左右に側葉が存在する．側葉は総頸動脈より内側に位置しており，一部分が靱帯で気管に付着している．触診では，左右一方から触ると気管と一緒に動いてしまい結節が触れづらくなるため，正中の気管を挟み込むように左右から触診する．頸部の他の腫瘤，頸部リンパ節腫脹や側頸嚢胞などは総頸動脈より外側

＊ Fukuhara Takahiro, 〒683-8504 鳥取県米子市西町 36-1 鳥取大学医学部感覚運動医学講座耳鼻咽喉・頭頸部外科学分野，准教授

表 1. 日本超音波医学会の甲状腺結節(腫瘤)超音波
診断基準

	\<主\>				\<副\>	
	形状	境界の明瞭性・性状	内部エコー		微細高エコー	境界部低エコー帯
			エコーレベル	均質性		
良性所見	整	明瞭平滑	高~低	均質	(―)	整
悪性所見	不整	不明瞭粗雑	低	不均質	多発	不整/なし

付記に関しては，超音波医学，36：667-668，2011 を参照のこと．

に触れるものが多い．甲状腺良性腫瘍による腫脹は，ほとんどが柔らかく触れる．

2．血液学的所見

一般に甲状腺疾患での血液検査では，TSH，甲状腺ホルモン(FT$_3$，FT$_4$)値，FT$_3$/FT$_4$比，自己抗体(抗 TSHr 抗体や抗 Tg 抗体，抗 TPO 抗体など)，サイログロブリン値などの項目を検査する．甲状腺良性腫瘍では，機能性結節を除き，Tg が軽度上昇(中央値が 121.3~155 ng/mL 程度)するのみで他の項目は問題ないことが多い[5)~7)]．

3．超音波所見

甲状腺結節の診断において超音波診断は重要な位置を占めている．しかし，超音波診断の診断基準やその対応については，各国で相違がある．本稿においては，日本超音波医学会と日本乳腺甲状腺超音波医学会(JABTS)の診断基準や推奨と，世界的にもっともよく使用されている ACR-TIRADS(American College of Radiology- Thyroid Imaging Reporting and Data System)の診断基準と推奨について解説する．

日本超音波医学会用語・診断基準委員会の定める甲状腺結節(腫瘤)超音波診断基準を表 1 に示す[8)]．この診断基準は甲状腺乳頭癌の示す超音波像が基準となっており，超音波所見は客観的評価で有用性が高い主所見と，主所見に比べ有所見率の低い副所見に分けられる．主所見には形状，境界の明瞭性・性状，内部エコー(エコーレベルと均質性)の項目があり，副所見には微細高エコー，境界部低エコー帯の項目がある．付記には，内部エコーレベルが高~等は良性所見であり，粗大な高エコーは良性でもみられ，良性所見を示すものの

多くは濾胞腺腫や腺腫様甲状腺腫であると記されている．さらに，微少浸潤型濾胞癌や微小乳頭癌，髄様癌，悪性リンパ腫は良性所見を呈し得る，とある[8)]．JABTS の作成する「甲状腺超音波診断ガイドブック」では，甲状腺結節を嚢胞性病変と充実性病変に分けて，FNAC の推奨となる結節をフローチャートで示している[9)](図 1，2)．

ACR-TIRADS では，5 つの所見カテゴリー(Composition, Echogenicity, Shape, Margin, Echogenic Foci)についてそれぞれ評価を行い，点数化する[10)]．Composition, Echogenicity, Shape, Margin については，それぞれの項目から当てはまる所見を一つ選ぶと，その所見に付与された点数が加算され，Echogenic Foci については当てはまる所見をすべて選び，その所見に付与された点数をすべて加算する仕組みになっている．Scoring and classification は図 3 のように決められている．さらに，recommendations は TR レベルに結節の最大径を組み合わせて判定する(図 3)．複数の結節の場合は TR レベルの高いものから 2 つを選んで follow up することとなっている．詳細は Ref を参照されたい．ACR-TIRADS は FNAC の症例を減らし，悪性結節評価の特異度・陽性的中率が高いといわれる一方で，運用にはそれなりの訓練も必要である．ACR-TIRADS で良性を示唆する所見は，Composition：嚢胞もしくはスポンジフォーム，Echogenicity：無エコー，Shape：wider-than-tall，Margin：スムースもしくは境界がない，Echogenic Foci：なしもしくは粗大とされており，比較的判定しやすい．良性腫瘍の典型的な超音波像を図 4 に示す．

本邦の JABTS と ACR-TIRADS のもっとも異なる点は，JABTS では 5~10 mm の結節でも悪性を強く疑う場合は FNAC を推奨するが，ACR-TIRADS では 10 mm 以下の結節では無条件に FNAC を行わないことである．さらに日本では，良性結節の経過観察についての決まりはないが，ACR-TIRADS ではフォローアップ期間まで言及されている[10)]．

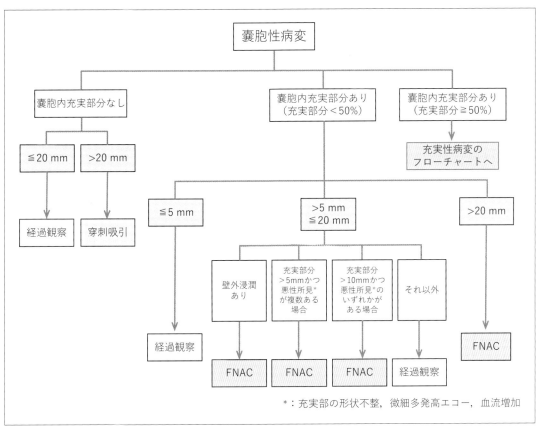

図 1. 囊胞病変の超音波診断フローチャート
（文献 9 より引用）

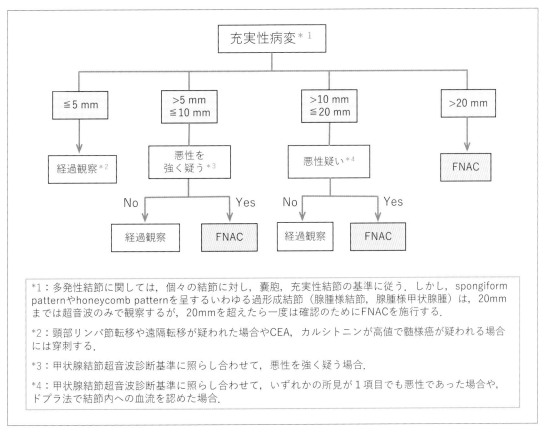

図 2. 充実性病変の超音波診断フローチャート
（文献 9 より引用）

COMPOSITION (Choose 1)		ECHOGENICITY (Choose 1)		SHAPE (Choose 1)		MARGIN (Choose 1)		ECHOGENIC FOCI (Choose All That Apply)	
Cystic or almost completely cystic	0 points	Anechoic	0 points	Wider-than-tall	0 points	Smooth	0 points	None or large comet-tail artifacts	0 points
Spongiform	0 points	Hyperechoic or isoechoic	1 point	Taller-than-wide	3 points	Ill-defined	0 points	Macrocalcifications	1 point
Mixed cystic and solid	1 point	Hypoechoic	2 points			Lobulated or irregular	2 points	Peripheral (rim) calcifications	2 points
Solid or almost completely solid	2 points	Very hypoechoic	3 points			Extra-thyroidal extension	3 points	Punctate echogenic foci	3 points

Add Points From All Categories to Determine TI-RADS Level

0 Points	2 Points	3 Points	4 to 6 Points	7 Points or More
TR1 Benign No FNA	**TR2** Not Suspicious No FNA	**TR3** Mildly Suspicious FNA if ≥ 2.5 cm Follow if ≥ 1.5 cm	**TR4** Moderately Suspicious FNA if ≥ 1.5 cm Follow if ≥ 1 cm	**TR5** Highly Suspicious FNA if ≥ 1 cm Follow if ≥ 0.5 cm*

COMPOSITION	ECHOGENICITY	SHAPE	MARGIN	ECHOGENIC FOCI
Spongiform: Composed predominantly (>50%) of small cystic spaces. Do not add further points for other categories. Mixed cystic and solid: Assign points for predominant solid component. Assign 2 points if composition cannot be determined because of calcification.	Anechoic: Applies to cystic or almost completely cystic nodules. Hyperechoic/isoechoic/hypoechoic: Compared to adjacent parenchyma. Very hypoechoic: More hypoechoic than strap muscles. Assign 1 point if echogenicity cannot be determined.	Taller-than-wide: Should be assessed on a transverse image with measurements parallel to sound beam for height and perpendicular to sound beam for width. This can usually be assessed by visual inspection.	Lobulated: Protrusions into adjacent tissue. Irregular: Jagged, spiculated, or sharp angles. Extrathyroidal extension: Obvious invasion = malignancy. Assign 0 points if margin cannot be determined.	Large comet-tail artifacts: V-shaped, >1 mm, in cystic components. Macrocalcifications: Cause acoustic shadowing. Peripheral: Complete or incomplete along margin. Punctate echogenic foci: May have small comet-tail artifacts.

*Refer to discussion of papillary microcarcinomas for 5-9 mm TR5 nodules.

図 3. ACR-TIRADS

5 つのカテゴリーで点数をつけ，TR レベルを決定する．そして，TR レベルと最大腫瘍径を組み合わせ，主に FNAC の適応を決定する．

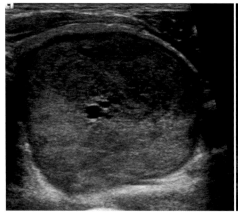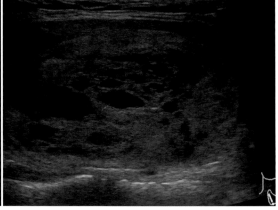

図 4. 良性腫瘍の典型的な超音波像　　　　　　　　　a｜b

a：良性を示唆する充実性結節の超音波像．濾胞腺腫が疑われる．

b：スポンジフォームを呈する良性の典型パターン．腺腫様甲状腺腫が疑われる．

4．甲状腺結節の細胞診

FNAC に関しても，JABTS が作成している甲状腺超音波診断ガイドブックに詳しい記載がある．穿刺部位についても結節の性状によって以下のように推奨されている：囊胞と充実部が混在する場合は充実部を穿刺する，高エコー周囲に低エコー部があれば低エコー部を穿刺する，微細多発高エコーがみられる場合はその部分を穿刺する，悪性リンパ腫を疑う場合はもっとも低エコーの部分を穿刺する，未分化癌を疑うような浸潤傾向の強いものは腫瘍周辺部を穿刺する[9]．

通常は湿固定しパパニコロウ染色を行う．ギムザ染色を行う場合は乾燥固定法を用いる．細胞診報告様式は2015年に発刊された甲状腺癌取扱い規約第7版より The Bethesda System for Reporting Thyroid Cytopathology が採用され，現在，第8版の判定区分は検体不適正，囊胞液，良性，意義不明，濾胞性腫瘍，悪性疑い，悪性となっている[1]．以前は，囊胞液は検体不適，濾胞性腫瘍は鑑別困難となっていたため，繰り返し穿刺される囊胞や不要に切除される濾胞性腫瘍があった．

細胞診の結果が意義不明の場合，超音波の所見で悪性の可能性がある場合は積極的に FNAC 再検とする．

5．経過フォローと手術適応

良性結節のマネージメントについては現在明確な基準はない．甲状腺腫瘍診療ガイドラインでは，手術を考慮する要素として，① 大きな腫瘍（たとえば4cm を超えるもの），② 明らかな増大傾向，特に球に増大してくる結節，③ 結節に起因する局所症状（圧迫その他）あり，④ 美容的に問題がある，⑤ 縦隔内に進展している，⑥ [131]I 内用療法，エタノール注入療法など他の治療法を希望しない機能性結節，⑦ 血清 Tg 値が異常高値（>1,000 ng/mL），⑧ 経過観察中に超音波検査上悪性を疑う所見が現れた場合，が挙げられている[2]．しかし，手術は患者の負担であり，合併症もあるため，上記の所見一つのみで手術を決定するのではなく，十分な説明と理解が得られてか

ら，経過観察か手術かを決定する．

細胞診で良性の場合でも悪性である可能性は0.7～10％ほどとの報告があり，これらの悪性には濾胞癌だけでなく乳頭癌も含まれている．濾胞性腫瘍の場合は濾胞癌である可能性は8～30％ほどと報告されている[5,6,11～13]．意義不明もしくは検体不適正の場合は，超音波検査で悪性を示唆する所見があると悪性の可能性が高くなる[11,12]．

良性結節のフォローは，超音波検査で行う[14,15]．細胞診で良性とされた後に悪性と判明した悪性腫瘍は低悪性が多く，サイログロブリン値は悪性の見落としを防ぐことはできないと報告されている[15]．超音波検査の間隔は1～2年で行うことが推奨されている．あまりに頻回な検査は通院が負担となり，間隔が空きすぎるとドロップアウトが増加するため，患者にフォローアップの必要性についてよく説明し理解を得るようにする．フォローアップの中に超音波所見の変化がみられた場合は，FNAC の再施行や手術を検討する．

良性結節に対する TSH 抑制療法は，日本の甲状腺診療ガイドラインにおいても ATA（アメリカ甲状腺学会）ガイドラインにおいても推奨されていない[2,14]．

まとめ

甲状腺結節の診断においては，良性と悪性の鑑別が難しいものが多く存在する．術前診断のみならず術後の病理組織的診断においても，濾胞腺腫と濾胞癌の鑑別だけでなく，腺腫様結節と濾胞腺腫・濾胞癌の鑑別も難しい症例が少なからず存在する．このため，甲状腺良性腫瘍の画一的なマネージメントは難しい．超音波検査や FNAC の結果を考え合わせながら，患者の負担を極力減らしていくようにマネージメントしていくことが肝要であろう．

引用文献

1）日本内分泌外科学会・日本甲状腺病理学会（編）：甲状腺癌取扱い規約第8版：15-26，金原出版，2019．

2) 日本甲状腺学会：甲状腺結節取扱い診療ガイドライン. 南江堂, 2013.

3) 川野汐織, 舛岡裕雄, 伊藤康弘ほか：片葉切除後の病理検査で甲状腺濾胞腺腫と診断されたが, 術後血清サイログロブリン値の経時的上昇から遠隔転移が発見された3例. 内分泌外会誌, **39**：131-137, 2022.

4) Editorial Board. Endocrine and Neuroendocrine tumours. WHO 5yh Classification of Endocrine tumours, IARC, Lyon, 2022.

5) 内田尚孝, 須田多香子：術前推定良性甲状腺結節に対する当院の手術症例に関する検討. 内分泌外会誌, **40**：202-205, 2023.
Summary 甲状腺良性腫瘍の手術症例を検討した結果, 4 cm 以上で増大傾向4 mm/年以上のものは悪性の可能性が高かった.

6) 小池良和, 田中克浩：当院での良性甲状腺結節治療の検討. 内分泌外会誌, **40**：206-211, 2023.
Summary 術前に甲状腺の非悪性腫瘍で手術した症例のうち18%が悪性の結果であった. 悪性には濾胞癌のほか, 乳頭癌や未分化癌が含まれていた.

7) 千野辰徳, 森川大樹, 網谷正統ほか：当院における良性甲状腺結節に対する手術症例の検討. 内分泌外会誌, **40**：219-223, 2023.
Summary 甲状腺良性腫瘍で手術した症例のうち術後に診断が変わったものは7.5%であり, 3.8%に偶発的な乳頭癌を認めた.

8) 日本超音波医学会用語・診断基準委員会：甲状腺結節（腫瘤）超音波診断基準. 超音波医, **38**：667-668, 2011.

9) 日本乳腺甲状腺超音波医学会 甲状腺用語診断基準委員会：甲状腺超音波診断ガイドブック改訂第3版. 南江堂, 2016.

10) Grant GE, Tessler FN, Hoang JK, et al：Thyroid Ultrasound Reporting Lexicon：White Paper of the ACR Thyroid Imaging, Reporting and Data System（TIRADS）Committee. J Am Coll Radiol, **12**：1272-1279, 2015. doi：10.1016/j.jacr.2015.07.011. 2015.

11) 佐藤真実, 中島範昭, 新國僚祐ほか：甲状腺良性結節の手術適応. 内分泌外会誌, **40**：212-218, 2023.
Summary 術前のFNACで非悪性と診断された手術症例について検討. 手術適応となった理由を3つのカテゴリーに分けて考察している.

12) 木原　実, 宮内　昭, 佐々木崇博ほか：穿刺吸引細胞診で良性と診断された甲状腺結節の長期フォロー後の転帰. 内分泌外会誌, **40**：231-235, 2023.
Summary 甲状腺のハイボリュームセンターからの報告. 良悪性の鑑別には超音波検査が参考になり, 良性腫瘍として手術したうち悪性は数%含まれる.

13) Alexander EK, Cibas ES：Thyroid nodules 1, Diagnosis of thyroid nodules. Lancet Diabetes Endocrinol, **10**：533-539, 2022.
Summary 甲状腺結節の超音波診断や細胞診の報告様式などについて幅広くまとめてある.

14) Haugen BR, Alexander EK, Bible KC, et al：2015 American Thyroid Association management guidelines for adult patients with thyroid nodules and differentiated thyroid cancer：The American Thyroid Association Guidelines Task Force on Thyroid Nodules and Differentiated Thyroid Cancer. Thyroid, **26**：1-133, 2016.
Summary アメリカ甲状腺学会の大人の甲状腺分化癌についてのガイドライン.

15) Ito Y, Higashiyama T, Takamura Y, et al：Long-term follow-up for patients with papillary thyroid carcinoma treated as benign nodules. Anticancer Res, **27**：1039-1043, 2007.
Summary 甲状腺良性結節と診断され長期フォローしいたが悪性だったものの悪性度は低く, 非常に緩徐に増殖すると報告している.

Summary 本稿で取り上げたACR-TIRADSについて記載されている. 超音波所見によるクラス分類とFNACの推奨, フォローアップの期間の推奨など.

MB ENT, 298：33-41, 2024

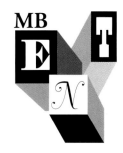

◆特集・外来でみる甲状腺疾患

機能性結節をどうみるか

友田智哲*

Abstract　ヨード充足地域である日本では甲状腺機能性結節の頻度は低く，甲状腺機能亢進症全体の約0.15〜0.3％，結節性甲状腺腫の約0.6〜2.9％とされている．腫瘍径の増大とともに中毒症状を呈するため，初診時に甲状腺機能が正常であっても，結節が増大するに伴い中毒症状を呈するようになる．潜在性甲状腺機能亢進の状態が長く持続することもあり，治療介入は年齢や心疾患，骨粗鬆症などの併存症の有無によって異なる．治療法としては，薬物療法，放射性ヨウ素内用療法，手術などが挙げられる．抗甲状腺薬では寛解は得られないため，高齢で心疾患合併症例では，放射性ヨウ素内用療法を早めに考慮すべきである．一方，通常機能性結節は良性と考えられているが，頻度は低いものの癌合併も報告されており，手術加療が必要となる．

Key words　甲状腺機能性結節（autonomously functioning thyroid nodule：AFTN），単結節性甲状腺中毒性結節（toxic adenoma：TA），多結節性甲状腺中毒性結節（toxic multinodular goiter：TMNG），アイソトープ検査（radioisotope scanning），放射性ヨウ素内用療法（[131]I radioiodine therapy）

はじめに

　機能性結節は，甲状腺機能亢進症の原因疾患の一つである．甲状腺機能亢進症でもっとも多いバセドウ病は，Graves が1835年に若年女性に甲状腺腫，頻脈や突眼を伴う症例を報告し，1840年に Basedow が同様の症例を報告したのが始まりで，甲状腺中毒症の症候群の概念が生まれた．

　1913年に Plummer は，約3,000人の甲状腺中毒症患者の病理組織検査を観察し，眼症状を伴わず甲状腺機能亢進症を呈する症例に甲状腺結節が存在することを報告する．バセドウ病はびまん性過形成によるもので甲状腺全体が原因である一方で，そういったバセドウ病の特徴がみられないにもかかわらず中毒症を呈する病態が存在することもわかってきた．残念ながら，この時代では，結節自体が甲状腺機能亢進症状を惹起するのか，ただ単にバセドウ病に結節が併存しているのかを鑑別する方法は，病理組織学的検索以外になく，こ

の疾患の臨床的な定義は未だ漠然としたものであった．

　1940年代以降になると，放射性ヨウ素によるシンチグラムの撮影が可能となり，結節に放射性ヨウ素が集積する"hot nodule"の存在を報告される．これらによって，中毒症状にかからず自律性機能を有する腺腫（autonomously functioning thyroid nodule：AFTN）は，独立した甲状腺疾患として理解されることとなる．機能性結節の呼び方は様々あり，中毒症状を示す単結節は toxic adenoma（TA），多結節が toxic multinodular goiter（TMNG）と呼ばれることも多い．

　その後，免疫学的・遺伝学的の解明がすすみ，機能性結節は，甲状腺ホルモン産生の key となる TSH 受容体や GS 蛋白の遺伝子が細胞内の cAMP 産出を促進することで，恒常的に活性化する機能獲得型体細胞変異が原因であることがわかってきている．

* Tomoda Chisato，〒150-8308 東京都渋谷区神宮前4-3-6　伊藤病院

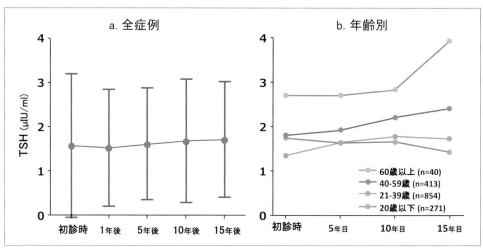

図 1. 甲状腺結節症例の TSH の経年変化

頻　度

　機能性結節の発生頻度は低く，日本においては甲状腺機能亢進症全体の約 0.15〜0.3%，結節性甲状腺腫の手術症例の約 0.6〜2.9% と報告されている[1][2]．ヨード不足地域では，その頻度は高く甲状腺中毒症の約 60%，甲状腺結節手術症例の約 10% を占める[3]．機能性結節は，数年〜数十年かけてゆっくりと結節が増大するに伴い中毒症状を呈する[3]．バセドウ病では発症直後から甲状腺機能中毒症（甲状腺刺激ホルモン（TSH）抑制，遊離サイロキシン（FT4）高値）を呈することが多いが，機能性結節では無治療でも甲状腺機能は，潜在性甲状腺機能亢進（TSH 抑制，FT4正常）の状態が長く持続することが多い．

　当院での 15 年間の甲状腺結節の増大の有無と TSH の変化をみた後ろ向き研究の結果を供覧する．2000 年，2001 年に結節性甲状腺腫と診断され 10 年以上経過をみることができた 1,812 人（経過観察期間中央値 17.1 年）を対象とした後ろ向き研究である．年齢を経るにつれ，多くの症例では TSH は上昇することになる（図 1-a）．特に，高齢者ではその傾向が顕著である（図 1-b）．したがって，一般的な経過と異なり高齢で TSH が正常下限である場合には，機能性結節の可能性も念頭に置くべきである．当院の検討では，機能正常から顕性化への移行は 0.08%/年程度であった．顕性

化甲状腺機能亢進となった年齢中央値は 56.2 歳で，単結節の場合には腫瘍径の中央値は 4.5 cmであった．Hamburger らも顕性甲状腺機能亢進症の中毒性腺腫の 93.5% は，3 cm 以上であると報告している[4]．

診断の方法

1．血液検査

　甲状腺機能検査では，自律性細胞量により甲状腺機能は正常〜機能亢進まで様々である．日本においては，甲状腺機能を測定された後，甲状腺機能中毒症（TSH 抑制，FT4高値）であれば，アイソトープ検査を行うことが多い．バセドウ病で陽性となる抗 TSH 受容体抗体（TRAb，TBII）が基本的には陰性であることも一助となる．潜在性甲状腺機能亢進（TSH 抑制，FT4正常）の場合には，一過性甲状腺中毒症（無痛性甲状腺炎など）である可能性も高く，TSH 抑制の程度によって検査方針を変える．たとえば，欧州甲状腺学会（ETA）からのガイドライン[5]では，TSH が grade 1（0.1〜0.39 mIU/L）の場合では，まずは 3 か月〜半年は経過観察，grade 2（TSH<0.1 mIU/L）であればその時点でアイソトープ検査が必要となる．

2．アイソトープ検査

1）各核種の違い

　機能性結節の診断には，アイソトープ検査が不可欠である．[123]I または Tc（テクネシウム）甲状腺

表 1. 機能性結節診断に使用されている核種

	^{123}I	^{99m}Tc
半減期	13.27 時間	6.01 時間
γ 線エネルギー（keV）	159	140
摂取率測定	24 時間後	15 分後
ヨウ素制限	必要	不要
甲状腺機能	反映する	反映しない

シンチグラフィが施行される（表1）．^{123}Iはナトリウム/ヨウ素シンポーターにより濾胞細胞内に取り込まれ，サイログロブリンに結合する．細胞内に取り込まれた部分から放出されるガンマ線をガンマカメラで体外から計測することによって，その分布を画像化する．有機化されるので甲状腺機能を反映することになる．一方，Tcは濾胞上皮からナトリウム/ヨウ素シンポーターを介さずに濾胞内のミトコンドリアに取り込まれるため，ある程度甲状腺機能を反映するものの，^{123}Iのように甲状腺ホルモン合成過程の状況を示すとは限らない．利点としては，Tcはβ線を放出せず，ガンマ線エネルギーは140と低いため，画像は極めて良好で，下記に示すような^{123}Iシンチグラフィ検査時に不可欠なヨウ素制限が不必要であり，半減期も短い点である．

2）^{123}I アイソトープ検査前後の注意点

^{123}I 放射性ヨウ素は，通常の食事などで取り込まれたヨウ素と同様の動態を示すため，検査前には放射性ヨウ素が希釈されないように，検査前1週間はヨウ素制限が必要となる．当院で使用しているリーフレットを示す（図2）．実際の検査の方法としては，微量の放射性ヨウ素の検査用のカプセルを服用し，24時間後に放出される放射線（γ線）摂取率測定および撮像を行う．検査時間は15分程度（接種率測定：2分程度，シンチグラム撮影：10分程度）である．放射性ヨウ素服用から3日間は授乳を避け，妊娠中や妊娠の疑いがある場合は施行できない．また，CT造影検査やX線造影検査（胆のう・気管支・尿路・血管造影）を1か月以内に施行している場合には体内での残留ヨウ素量が多くなるため，偽陰性の原因となることを避ける必要がある．最近では吸収補正用CTを使用し融合画像（SPECT/CT画像）（図3）を取得することにより，より鮮明により正確な部位を確認できるようになった．一方で，バセドウ病で甲状腺の大きさに左右差がある場合には，あたかも片葉のみに集積しているようにみえ機能性結節と誤診断する場合もある．他の画像検査（エコー検査あるいはCT画像など）を供覧し判断する必要がある（図4）．

3．エコー検査

通常の良性結節超音波像を呈する．典型例では放射性同位元素の集積が強い部分の血流信号の著明な亢進が認められることが，非機能性との相違点となる（図5）[6]．また，多発結節の場合には，機能性結節と非機能性結節が共存していることも多く，個々の腫瘍の評価が必要である．

4．エコーガイド下細胞診

機能性結節は，ほぼ良性と考えられており，超音波画像で積極的に悪性を疑う所見がない場合には細胞診は必要ないと考えられている[7]．一方で，機能性結節の0.1〜0.6%は癌，1.2〜11.5%に甲状腺癌を合併すると報告されている[8]〜[10]．手術加療へ移行する場合には，問題にはならないが，経皮的エタノール注入療法（percutaneous ethanol injection therapy：PEIT）やラジオ波焼灼術（radiofreqency ablation：RFA）などの治療を考慮する場合には，細胞診は必須の検査となる．

治 療

1．治療開始時期

中毒症状（TSH抑制，FT_4高値）を呈している機能性結節に対しては，ただちに治療を開始すべきである．一方，潜在性甲状腺機能亢進（TSH抑制，FT_4は正常）を呈する機能性結節は，様々な因子によって治療が考慮される．アメリカ甲状腺学会（ATA）の甲状腺機能亢進症の診断と治療のガイドライン[7]では，TSH<0.1 mU/Lでは，65歳以上は全例に治療が必要であり，65歳未満であっても心疾患合併，骨粗鬆症，閉経後，甲状腺機能亢進状態を有する場合には，治療すべきとしている．一方，TSHが軽度抑制（0.1〜0.4 mU/L）の場合には，65歳未満で無症状であれば経過観察でよいが，それ以外では治療を考慮すべきと記載して

アイソトープ（放射性ヨウ素）検査について

　微量の放射性ヨウ素の検査用カプセルを服用します．これらの放射性ヨウ素は，体内で通常のヨウ素と同じ性質で働くため，目的臓器である甲状腺に集まります．そして，その薬から放出される微量な放射線を専用の装置で検出し，甲状腺のヨウ素摂取率測定，画像（シンチグラム）にする検査です．シンチグラムでは，検査結果が画像として示される為，甲状腺の大きさの変化や形の変化などがわかり，様々な診断に活用することが出来ます．
　検査時間は15分程度です．（摂取率測定：2分程度　シンチグラム撮影10分程度）

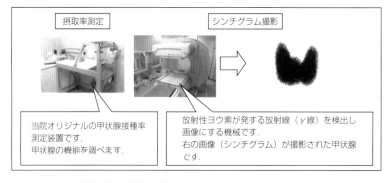

摂取率測定　　　　　　　シンチグラム撮影

当院オリジナルの甲状腺接種率測定装置です．
甲状腺の機能を調べます．

放射性ヨウ素が発する放射線（γ線）を検出し画像にする機械です．
右の画像（シンチグラム）が撮影された甲状腺です．

甲状腺アイソトープ検査による被ばくについて

　検査用カプセル内に含まれる放射性ヨウ素は微量であり，服用による被ばくは極めて少ない量で，一般のX線検査で受ける被ばくと同等，またはそれ以下の被ばく量です．
　また，放射性ヨウ素は時間と共に減少していき，尿や便中からも排泄されますので，数日で消失してしまいます．よって健康に与える影響は，まったくありあせん．
　また，検査用カプセル自体による副作用はほとんどありません．

甲状腺アイソトープ（放射性ヨウ素）検査を受ける患者様へ

下記項目に該当される方は検査ができない場合があります．担当医に至急お知らせください．また予約後に該当されたことがわかった場合は，早急にお知らせください．

☐妊娠中・妊娠の疑いがある
　完全に妊娠を否定出来ない患者様は，検査ができません．

☐授乳中
　放射性ヨウ素服用から3日間は授乳はできません．

☐下記の検査・治療を受けたことがある（他院で受けた場合も含みます）

1か月以内
アイソトープ治療・検査 CT造影検査 X線造影検査（胆のう・気管支・尿路・血管造影）

1年以内
子宮卵管造影検査

☐下記のお薬を服用している（当院・他院を問わず）

☐	抗甲状腺薬 甲状腺ホルモン製剤	メルカゾール，チウラジール，プロパジール，チラーヂンS，チロナミン
☐	ヨウ素を含む薬	ヨウ化カリウム丸，ヨウ化カリウム液，ルゴール，イソジンガーグル（うがい薬），ヨードチンキ
☐	抗不整脈薬	アンカロン錠100（塩酸アミオダロン）
☐	経腸栄養薬	アミノレバンEN，ヘパンED，エレンタール，エレンタールP
☐	総合感冒薬	ヨウ化イソプロパミドを含む市販の総合感冒薬
＊他院で処方されたお薬については，処方医にご相談ください．		

図 2.　患者用リーフレット

なぜヨウ素制限が必要なのでしょうか？

甲状腺は，体外から取り込んだヨウ素を材料にホルモンを作り出しています．この取り込む性質を利用して治療や検査を行います．放射性ヨウ素をなるべく多く甲状腺内へ取り込ませるために，体内に入るヨウ素を制限します．

禁止する 食品	1．海藻類 昆布，わかめ，のり，ひじき，もずく，めかぶ 2．昆布・海草の加工品 とろろ昆布，昆布の佃煮，おやつ昆布，酢昆布，昆布茶，黒や緑のこんにゃく，ところてん 3．昆布やヨウ素が含まれている調味料 昆布だし，和風だし，めんつゆ，だし入り味噌と醤油，ポン酢，すし酢，和風ドレッシング，すき焼き割り下，しゃぶしゃぶのたれ，鍋のつゆ，海外の塩 4．昆布やヨウ素が含まれている加工食品 インスタントラーメン，みそ汁，カップスープ，お茶漬け，ふりかけ，キムチ，漬物，ハム・ソーセージ，ヨード卵，せんべい，スナック菓子 5．清涼飲料水 一部のスポーツドリンク，一部の麦茶 6．魚 たら，たらの加工品(かまぼこ・ちくわ・さつま揚げなどの練り物) 7．肉類の内臓部分 レバー，ホルモンなどの内臓部分 8．栄養補助食品 サプリメント，栄養ドリンク剤，市販の漢方 9．外食 調理に何が使用されているかわからないためなるべく避ける
制限 各項目 それぞれ1個 1日/1食まで	1．魚介類 たら以外の魚 <一例> さけ，さば，まぐろ，ほっけ，かつお，さんま，いわし，かじきなどの魚， たこ，いか，いくら，たらこ，うに，数の子 2．卵 卵1個(揚げ物の衣に使用する卵は含まない) 3．牛乳・乳製品 牛乳・乳飲料200 ml，プレーンヨーグルト，チーズ，生クリーム100 g 4．その他 寒天を含む食品(和菓子・ヨーグルト・ゼリーなどに使用) 牛乳，卵を含む食品(カステラ，ケーキ類，プリン，アイス，乳酸菌飲料，ミルクチョコレート)
食べてよい 食品	1．食材 野菜，果物，肉(内臓部分以外)，豆(納豆・豆腐)，きのこ，いも，えび，ほたて 2．炭水化物 白米，玄米，雑穀米，食パン，ロールパン，バゲット，うどん・そばの麺，パスタの麺，中華麺 3．だし汁 かつお，煮干しのだし汁，しいたけのだし汁，鶏ガラなどの肉のだし汁 4．オイル類 サラダ油，オリーブ油，ごま油，バター，マーガリン 5．昆布やヨウ素の入ってないことを確認した調味料 砂糖，はちみつ，みりん，酢，岩塩，醤油，味噌，ケチャップ，マヨネーズ，ソース，コンソメ

図 2．つづき

いる．

2．治療方法

日本においては抗甲状腺薬による薬物療法，放射線ヨウ素内用療法や外科治療が中心となる．他にも，インターベンション(PEIT や RFA，レーザー焼灼術など)の治療成績も報告されている[8)~11)]．PEIT は，2002 年より保険収載されてい

るが，当院での PEIT 症例の検討では，単結節性甲状腺中毒性結節では 86.5%で甲状腺機能は正常となったが，そのうち 36.5%が再燃していた[11)]．この成績は，放射性ヨウ素内用療法(86%が機能改善)に比べて劣る結果となった．したがって，機能性結節に対する PEIT は，他の治療手段の適応がない時のみに選択している．RFA は，

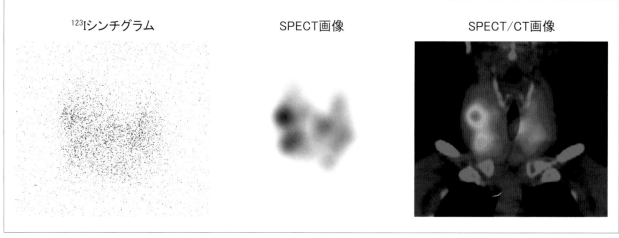

図 3. シンチグラム，SPECT，SPECT/CT 画像の比較

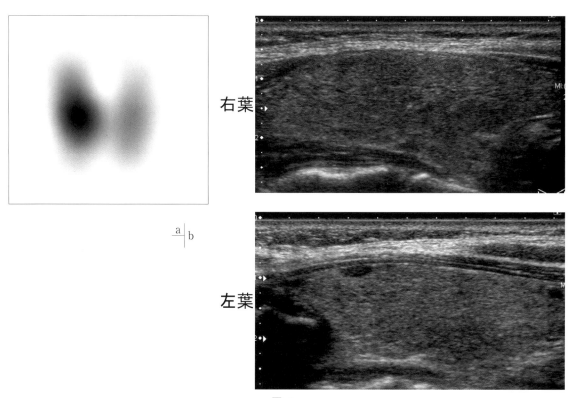

右葉

左葉

図 4.

a：^{123}I SPECT 画像
b：頸部エコー画像
SPECT 画像では，左右差が著明であり，アイソトープ検査の結果のみでは右の機能性結節を
疑う所見である．エコー画像では，両葉ともに結節陰影はなく，左葉に比べ右葉がびまん性
に腫大していた．TRAb 陽性で軽症のバセドウ病と診断した．

2004 年から肝臓癌，2022 年 9 月よりは，外科的切除を含む標準治療が困難，あるいは不適とされた転移性肺癌や原発性肺癌，小径腎癌，悪性骨腫瘍，骨盤内悪性腫瘍，四肢・胸腔内および腹腔内に生じた軟部腫瘍，類骨骨腫（良性腫瘍）に対する治療として保険収載されている．残念ながら機能性甲状腺結節に対しては，保険適用ではないため，自費診療でこの治療を行っている施設は少ないのが

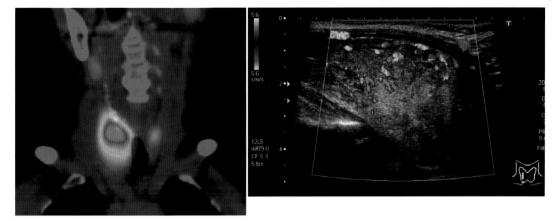

図 5.
a：^{99m}Tc 甲状腺シンチグラフィ SPECT/CT 画像
b：頸部エコー画像
SPECT 画像では，右の機能性結節を疑う所見であった．エコー画像では，
右葉に結節陰影を認め，内部血流増加を認める．

表 2. 機能性結節に対する各治療法の長所と短所

治療法	長所	短所
抗甲状腺薬	外来治療が可能	根治治療ではない 無顆粒球症や蕁麻疹などの副作用がある
放射性ヨウ素内用療法	外来治療が可能	妊婦や 18 歳未満は不適 機能亢進の是正に数か月かかる 複数回の治療を要することがある
手術	速やかに甲状腺機能を是正できる 組織検査が可能である	入院が必要 全身麻酔・手術の合併症がある 手術痕が残る 発声障害や頸部違和感が残ることがある

現状である．

3．各治療方法の注意点

主に選択される薬物療法，アイソトープ治療，外科治療の 3 つに関して，下記にそれぞれの特徴および注意点を述べる（表 2）．

1）薬物療法

バセドウ病と同様に抗甲状腺薬（チアマゾール（MMI）やプロピルチオウラシル（PTU））が使用される．注意点は，主に 3 つある．1 つ目は，抗甲状腺薬では，バセドウ病とは異なり寛解を得ることはできないことである．そのため，生涯の内服が必要になる場合が多い．2 つ目は，副作用に注意が必要な点である．バセドウ病と異なり，甲状腺中毒の程度が軽いため，抗甲状腺薬の用量は少なくてよい．用量依存性ではあるものの，抗甲状腺薬による副作用である無顆粒球症や肝機能障害などの発症は否定できないため，最初の 2 か月間は 2 週間毎の血液検査（血算，肝機能）が不可欠である．3 つ目は，ヨウ化カリウムの使用である．バセドウ病ではヨウ化カリウムは副作用がないため，MMI や PTU などの抗甲状腺薬の副作用出現時や速やかに甲状腺機能を低下させる目的で抗甲状腺薬と併用されることが多いが，機能性結節に対しては基本的には投与しない．特に多発性の場合には，半数以上でヨウ化カリウム投与にて甲状腺機能が悪化するため注意が必要である．

2）放射線ヨウ素（^{131}I）内用療法

放射性ヨウ素により甲状腺濾胞細胞を破壊し縮小させることで，機能の改善が期待できる．小さい結節や高齢者に対して，よりよい適応となる．アイソトープ検査時よりも放射性ヨウ素の用量が多くなるため，様々な注意が必要になる．通常は

外来で，1週間のヨウ素制限後，外来で許可されている最大量である[131]I 13.5 mCi（500 MBq）が投与される．機能性結節は基本的には高齢者が多いため，問題にならないことが多いが，原則として19歳以上に適応となる．妊娠中や妊娠の疑いがある場合は絶対的禁忌に該当する．治療前3か月以上の断乳も必要である．また，半年以内に妊娠を希望される方，小学生以下の家族と同居している場合などには，被ばくの可能性があるため不向きである．治療から4日間は，1人で寝る（無理な場合には，隣の人と距離をおく），入浴は最後にする，長時間の身体の接触は避ける．また，4〜14日間は，乳児や幼児，学童などの必要な世話はよいが，直接触れ合う時間は短くする，15分以上の添い寝や抱っこは避けるなどを指導している．[131]I内用療法により単結節性甲状腺中毒症の50〜75%が3か月以内に，多結節性甲状腺中毒症の55〜70%が3か月以内に，80%が半年以内に甲状腺機能は正常化する[11)〜14)]．

3）手術加療

もっとも確実で速やかに甲状腺機能を改善できる．結節が大きい場合や癌合併が疑われる場合，速やかに症状を改善したい場合にはよい適応となる．一方で，全身麻酔および手術（反回神経麻痺や頸部違和感の残存）の合併症を考慮する必要がある．特に多発結節の場合には，甲状腺全摘術が選択されることが多く，生涯の甲状腺ホルモン剤の内服が必須で，副甲状腺機能が低下した場合にはビタミンD製剤の併用が必要となる．また，片葉切除であっても術後甲状腺ホルモン剤の服用が必要な場合がある．当院での機能性結節への片葉切除施行症例（2013年1月〜2022年12月機能性結節の診断で片葉切除施行した109症例）の検討では，約20%の患者で術後甲状腺ホルモン剤の内服が必要であった．

まとめ

甲状腺機能性結節は，数年〜数十年かけてゆっくりと結節が増大するに伴い顕性の機能亢進状態へ移行するため，潜在性甲状腺機能亢進状態が長く持続することもある．各治療方法は長所と短所があり，それぞれの症例に応じて治療時期および治療方法を的確に選択する必要がある．

文　献

1) 日本甲状腺学会（編）：機能性甲状腺結節：198-204，甲状腺結節取扱い診療ガイドライン．南江堂，2013．

2) 日本乳腺甲状腺超音波医学会，甲状腺用語診断基準委員会（編）：80-83，甲状腺超音波診断ガイドブック　改訂第3版．南江堂，2016．

3) Treglia G, Trimboli P, Verburg FA, et al：Prevalence of normal TSH value among patients with autonomously functioning thyroid nodule. Eur J Clin Invest, **45**(7)：739-744, 2015.

4) Hamburger JI：Evolution of toxicity in solitary nontoxic autonomously functioning thyroid nodules. J Clin Endocrinol Metab, **50**(6)：1089-1093, 1980.

5) Biondi B, Bartalena L, Cooper DS, et al：The 2015 European Thyroid Association Guidelines on Diagnosis and Treatment of Endogenous Subclinical Hyperthyroidism. Eur Thyroid J, **4**(3)：149-163, 2015.
   Summary ETAからの潜在性甲状腺機能亢進症に対する検査，治療方針などを述べたガイドライン．

6) Kurita S, Ando H, Kaneko S, et al：Intra-thyroid blood flow in Plummer's disease. Intern Med, **47**(11)：1065-1066, 2008.

7) Ross DS, Burch HB, Cooper DS, et al：2016 American Thyroid Association Guidelines for Diagnosis and Management of Hyperthyroidism and Other Causes of Thyrotoxicosis. Thyroid, **26**(10)：1343-1421, 2016.
   Summary ATAからの甲状腺機能亢進症に対する検査，治療方針などを述べたガイドライン．

8) Orloff LA, Noel JE, Stack BC Jr, et al：Radiofrequency ablation and related ultrasound-guided ablation technologies for treatment of benign and malignant thyroid disease：An international multidisciplinary consensus statement of the American Head and Neck Society

Endocrine Surgery Section with the Asia Pacific Society of Thyroid Surgery, Associazione Medici Endocrinologi, British Association of Endocrine and Thyroid Surgeons, European Thyroid Association, Italian Society of Endocrine Surgery Units, Korean Society of Thyroid Radiology, Latin American Thyroid Society, and Thyroid Nodules Therapies Association. Head Neck, **44**(3)：633-660, 2022.
Summary アジア，ヨーロッパ，欧州，イギリスなどの学会から出されたラジオ波焼灼術に関するガイドライン．

9) Kim JH, Baek JH, Lim HK, et al：2017 Thyroid Radiofrequency Ablation Guideline：Korean Society of Thyroid Radiology. Korean J Radiol, **19**(4)：632-655, 2018.

10) Papini E, Monpeyssen H, Frasoldati A, et al：2020 European Thyroid Association Clinical Practice Guideline for the Use of Image-Guided Ablation in Benign Thyroid Nodules. Eur Thyroid J, **9**(4)：172-185, 2020.

11) Yano Y, Sugino K, Akaishi J, et al：Treatment of autonomously functioning thyroid nodules at a single institution：radioiodine therapy, surgery, and ethanol injection therapy. Ann Nucl Med, **25**(10)：749-754, 2011.

12) Nygaard B, Hegedüs L, Nielsen KG, et al：Long-term effect of radioactive iodine on thyroid function and size in patients with solitary autonomously functioning toxic thyroid nodules. Clin Rndocrinol, **50**(2)：197 202, 1999.

13) Nygaard B, Hegedüs L, Ulriksen P, et al：Radioiodine therapy for multinodular toxic goiter. Arch Internal Med, **159**(12)：1364-1368, 1999.

14) Tarantini B, Ciuoli C, Di Cairano G, et al：Effectiveness of radioiodine(131-I)as definitive therapy in patients with autoimmune and non-autoimmune hyperthyroidism. J Endocrinol Invest, **29**(7)：594-598, 2006.

耳科学 〜小さな宇宙を究める〜

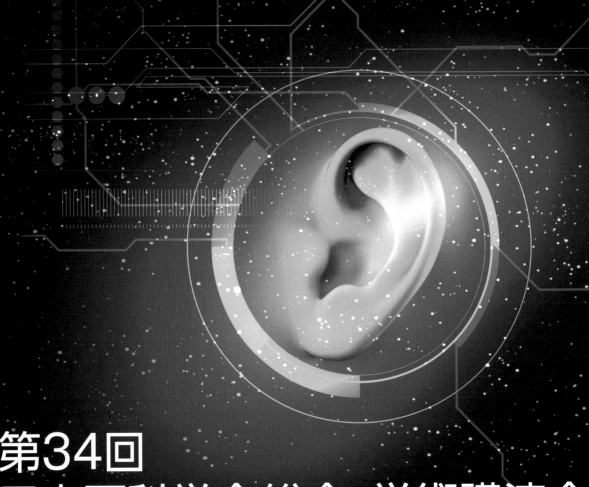

第34回
日本耳科学会総会・学術講演会

2024年 10/2㊌〜5㊏

HP: https://www.congre.co.jp/jos34/index.html

［会 場］ ウインクあいち（愛知県産業労働センター）

［会 長］ 曽根 三千彦（名古屋大学大学院医学系研究科頭頸部・感覚器外科学耳鼻咽喉科教授）

学会事務局	名古屋大学医学部 耳鼻咽喉科学教室 〒466-8550 名古屋市昭和区鶴舞町65 TEL：052-744-2323 FAX：052-744-2325 事務局長：吉田 忠雄
運営事務局	株式会社コングレ 中部支社 コンベンション事業本部 〒461-0008 名古屋市東区武平町5-1 名古屋栄ビルディング7階 TEL：052-950-3340 FAX：052-950-3370（代） E-mail：jos34@congre.co.jp

MB ENT, 298：43-50, 2024

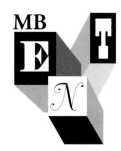

◆特集・外来でみる甲状腺疾患

甲状腺微小乳頭癌をどうみるか

齋藤麻梨恵[*1]　杉谷　巌[*2]

Abstract　甲状腺微小乳頭癌は 1 cm 以下の甲状腺乳頭癌を指す．言葉の定義上，腫瘍の浸潤やリンパ節転移については問わない．周囲に腺外浸潤がなく，リンパ節転移や遠隔転移がないもの（clinical T1aN0M0）に対しては，即時手術ではなく経過観察を行う方針が注目されている．これは，かねてより問題になっている甲状腺乳頭癌に対する「過剰検査・過剰治療」への対応として 1990 年代より臨床試験が開始された．その結果，積極的経過観察を行った場合も，予後に悪影響を及ぼさないことが示された．積極的経過観察は 2010 年の「甲状腺腫瘍診療ガイドライン」において，世界で初めて容認された．しかし，腫瘍が小さくてもいかなるときも様子をみていいわけではない．腫瘍径が小さくても予後不良群も存在するため，正しく評価を行ったうえで，適切な加療を選択すべきである．症例を提示しながら提言について紹介し，診察・検査での注意点を中心に手術方針についても言及する．

Key words　甲状腺微小乳頭癌（papillary thyroid microcarcinoma），超音波検査（ultrasonography），積極的経過観察（active surveillance），共有意思決定（shared decision making），内視鏡下甲状腺手術（video-assisted neck surgery）

はじめに

近年，甲状腺乳頭癌の発見の頻度が増加している．これは，主に超音波検査の診断精度の向上と検査を受ける機会の増加に起因していると考えられる．一方で，早期発見されるようになっても甲状腺乳頭癌による死亡率は変わらず，甲状腺乳頭癌に対する「過剰診断」が問題となってきた[1)2)]．甲状腺癌以外で亡くなった方の剖検で甲状腺癌が全体の 10％ にみられる．これは，生前に診断されず予後に影響しなかった甲状腺癌の存在を意味する．

このため，日本や米国では小さな甲状腺結節に対する穿刺吸引細胞診は実施しないという基準を設けるようになった．

1990 年代より 1 cm 以下の甲状腺乳頭癌に対し，即時手術せず定期的な経過観察のみ行う臨床試験

が国内 2 施設で行われた[3)4)]．これらの結果，低リスク乳頭癌の非手術経過観察群において進行例は極めて少なく重篤例や死亡例はいなかった．この結果から日本内分泌外科・日本甲状腺外科学会の「甲状腺腫瘍診療ガイドライン 2018」[5)] において超低リスク乳頭癌に対し非手術経過観察の方針が容認されるようになった．さらに，日本内分泌外科学会より「成人の甲状腺低リスク微小乳頭癌 T1aN0M0 に対する積極的経過観察の適応と方法」[6)]，日本甲状腺学会よりポジションペーパーである「成人の甲状腺超低リスク乳頭がんの非手術経過観察についての見解」が発表され，低リスク微小癌に対する非手術経過観察が広く普及するようになった．

その一方で，腺外浸潤，リンパ節転移，遠隔転移がある甲状腺微小乳頭癌は明らかに低リスク微小乳頭癌と比較し予後不良である[3)7)]．初期段階で

[*1] Saito Marie，〒 113-8603　東京都文京区千駄木 1-1-5　日本医科大学付属病院内分泌外科，助教
[*2] Sugitani Iwao，同，教授

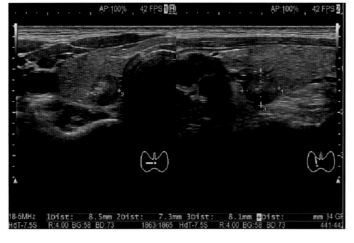

図 1.
反回神経へ浸潤を伴った
甲状腺微小乳頭癌

リスク評価を正しく行わないと治療方針が大きく異なるため注意が必要である.

成人の微小癌の積極的経過観察と即時手術の適応

積極的経過観察の適応となるのは低リスク微小癌である. リンパ節や遠隔転移を伴わず, 周囲への浸潤がないものを指す.

即時手術の適応となるのはリンパ節転移や遠隔転移のある症例, 癌による声帯麻痺や気管内浸潤を伴う腫瘍である. また, 細胞診で高細胞型などの悪性度の高い組織型の場合も即時手術の適応である.

この初期評価を行う際に特に重要な点は, 超音波検査による腫瘍の位置とリンパ節の転移の有無の評価である. この評価は経験豊富な医師や超音波技師が画像評価を十分行う必要がある. 他院より甲状腺微小癌として紹介された患者を, 改めて当院で超音波検査を行ったところリンパ節転移を認めた経験がある. 甲状腺超音波検査のルーチンとして甲状腺内の観察にとどまり, リンパ節まで評価を行わない施設もあるため注意が必要である.

甲状腺微小癌の初期評価の方法

1. 腫瘍径の測定方法

超音波検査にて行う. 2007 年に「超音波検査にて最大腫瘍径 3 mm 以上の増加」を腫瘍の増大と定義した報告がされた. それ以降その定義を踏襲し, 微小癌の長期経過の報告がされるようになった. 海外では腫瘍径 3 方向から腫瘍体積を求め,

増大率を評価する報告がみられるようになった[8)〜10]. 増大傾向を非常に鋭敏にとらえるが, 過剰に鋭敏であり, 腫瘍径 3 mm 以上の増大を腫瘍増大とみなし, 手術が手遅れになった事例は報告されておらず, 簡便な腫瘍最大径を用いることが推奨されている.

2. 腺外浸潤

前頸筋群への浸潤が疑われる場合は積極的経過観察の適応となり得る. しかし, 気管・反回神経への浸潤が疑われる場合は注意が必要である. 腫瘍が気管に鈍角で接する症例, 反回神経の走行経路との間に正常甲状腺組織がみられない症例は, 気管や反回神経への浸潤の可能性があるため経過観察は推奨されない[11)12]. 一方, 腫瘍が単に気管に接する, あるいは甲状腺の背面に存在するだけでは即時手術の適応とはならない.

【症例 A】35 歳, 女性

不妊治療を契機に甲状腺を精査したところ指摘された甲状腺微小乳頭癌. 超音波検査上, 右葉に8.5 mm 大の結節を認めた. 腫瘍は甲状腺内の背側に位置していた. 積極的経過観察と手術が提示されていたが手術を選択した. 術中所見では腫瘍は反回神経へ軽度浸潤を伴っていた(図 1).

【症例 B】41 歳, 女性

健診異常を契機に診断された甲状腺微小乳頭癌. 超音波検査にて甲状腺右葉の 9 mm 大の結節を認めた. 腫瘍は胸骨甲状筋への浸潤が疑われる所見を伴っていた. 積極的経過観察と手術を患者に提案し, 経過観察を選択したためフォローアッ

$\dfrac{a}{b}$

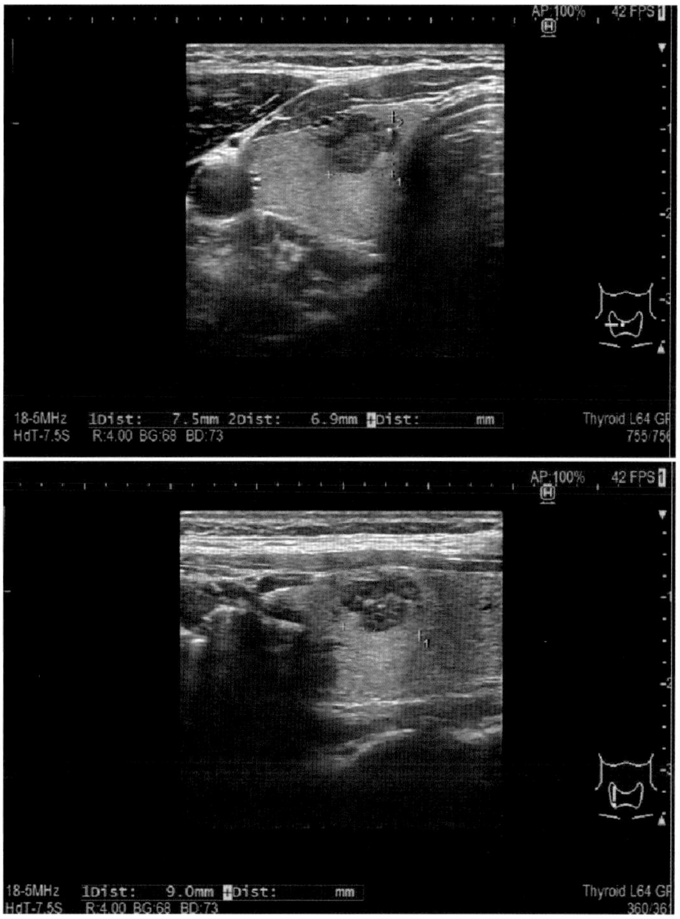

図 2.
胸骨甲状筋へ浸潤が疑われる
甲状腺微小乳頭癌

プを行っている(図2).

3. リンパ節転移

リンパ節転移の評価は主に超音波で行うが，必要に応じてCT検査を追加する．リンパ節転移を疑う超音波所見には点状高エコー，嚢胞化，円形，リンパ節門の消失などがある[13)14)]．頸部外側区域へのリンパ節転移が疑われる場合は，リンパ節の穿刺吸引細胞診および穿刺液のサイログロブリン(Tg)測定も推奨される．慢性甲状腺炎を合併する症例は甲状腺周囲のリンパ節腫大がよくみられ，転移の評価が困難なことがあり，症例ごとに検討が必要である[15)]．

【症例C】72歳，女性

頸動脈エコー検査で指摘された甲状腺結節．当院にて精査加療目的に紹介され精査したところ，外側リンパ節転移と肺転移を伴う甲状腺微小乳頭癌だった．超音波検査で甲状腺右葉に6.6 mm大の腫瘍を認めた．左頸部に複数の嚢胞化，円形，リンパ節門の消失したリンパ節を認めた．治療は甲状腺全摘術を行ったのち，放射線ヨウ素内用療法を行った(図3).

4. 石灰化

経過観察開始時の腫瘍内の石灰化様式を超音波所見により，4段階に分けて6.8年間480病巣を観察したところ，石灰化の強さと年齢は有意に相関し，石灰化の強い病変では増大確率が低い傾向が認められた．また，直近の検査時に強い石灰化(粗大または外殻)がある症例では，有意に腫瘍増大確率が低かった[16)]．海外では粗大石灰化がある場合のほうが腫瘍体積の増大率が高いという前述と異なる報告もあるが，石灰化の強弱で病勢進行に差がある可能性はあるも，積極的経過観察の適応としては影響がないと考えられる．

5. 血 流

経過観察開始時に血流豊富であった70病巣で，血流の乏しい症例と比べて3 mm以上の腫瘍径増

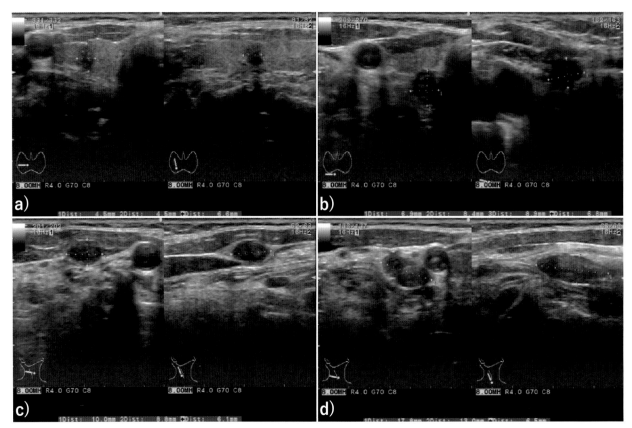

図 3. リンパ節転移と肺転移を伴う甲状腺微小乳頭癌
a：甲状腺右葉に 6.6 mm 大の甲状腺乳頭癌
b：右Ⅲに 8.9 mm 大のリンパ節転移
c：右Ⅴaに 10.0 mm 大のリンパ節転移
d：右Ⅵに 17.8 mm 大のリンパ節転移. 内経静脈, 交感神経へ浸潤していた.

加確率が有意に高率であった. さらに当初, 血流豊富であった症例の 61.4% が経過観察中に血流が乏しくなった. 多変数解析において, 直近の検査時に血流が乏しい症例では, 有意に腫瘍増大確率が低かった[16]. 血流が豊富な場合, 腫瘍径の増大に影響があるものの, 積極的経過観察の適応には影響がないといえる.

6. 多発病変

国内の 2 施設ともに多発病変を経過観察から除外せず積極的経過観察を行った 571 例の経過観察において, 457 例の単発群と 114 例の多発群の間で腫瘍径 3 mm 以上の増大とリンパ節転移出現に差はなかった[17]. 両側性の多発病変に対して手術を行う場合, 甲状腺全摘術を行う必要がある. 積極的経過観察はこうした症例で甲状腺を温存し, 永続的甲状腺機能低下症や術後合併症のリスクを回避できるメリットがある.

7. 細胞診

細胞診で乳頭癌亜型の診断をつけることは非常に困難と思われるが, びまん性硬化型乳頭癌, 高細胞型乳頭癌が疑われる場合は注意を要する. 通常型乳頭癌と比べてびまん性硬化型微小乳頭癌は腺外浸潤, リンパ節転移が多く, 高細胞型微小乳頭癌は多発傾向, 腺外浸潤をきたしやすいと報告されている[18].

積極的経過観察の患者背景

1. 年 齢

1,235 例の 10 年間の経過についての検討で診断時年齢が 60 歳以上では 2.5% であったのに対し, 40〜59 歳では 4.9%, 40 歳未満では 22.5% と若年症例において, 腫瘍が進行する確率が高いことが

報告されている[4]．この他にも若年者のほうが微小癌の進行する確率が高いことが国内外で報告されている．そのため，高齢者の低リスク微小癌は積極的経過観察のよい適応といえる．一方，若年者の場合も進行率は高いが手術治療成績は良好のため，積極的経過観察の適応となる．ただし，未成年の微小癌に対する経過観察のエビデンスはないので注意が必要である．

2．家族歴

第一度近親者（親，子，兄弟姉妹）に2人以上の乳頭癌患者がいる場合「家族性甲状腺乳頭癌」と定義され，散在性の乳頭癌との比較が報告されている．家族歴の有無により腺内転移が多いものの，腫瘍増大・リンパ節転移・顕性化の頻度には有意差を認めなかった[4]．家族性甲状腺乳頭癌の場合も積極的経過観察の適応はある．しかし，手術の際には両側性腺内多発に留意し術式を検討する必要がある点に注意する必要がある．

3．妊娠・挙児希望

50人の低リスク微小癌患者が経過観察中に51回の妊娠を経験した．妊娠前後で3mm以上の腫瘍径の増大は4例（8%）で認められたが，46例（90%）では腫瘍径の変化はなかった．増大した4例のうち2例は産後に手術を受け，再発は認めなかった．残り2例は産後に腫瘍が増大しなかったため経過観察を続行している[19]．妊娠期および産後も経過観察を慎重に行うことで，低リスク微小癌は安全に管理可能である．

低リスク甲状腺微小乳頭癌の治療方針

初期評価において腺外浸潤やリンパ節転移を認めない場合，治療選択は積極的経過観察と手術の2択となる．さらに，当院では手術方法として内視鏡手術と通常手術を行っているため3つの中から患者とともに治療方針を検討する．積極的経過観察を選択した場合でも，本人の希望があればいつでも手術へ変更可能である．手術のメリットは低リスク甲状腺微小乳頭癌の場合，術後再発の心配がほとんどなく，体内に腫瘍がない状態になる

ことである．一方で，手術合併症のリスクもある．合併症として副甲状腺機能低下症，甲状腺機能低下症，反回神経麻痺がそれぞれ一過性または永続性に認められる．手術をしなかった場合の治療成績は隈病院の平均5年間で1,235人，がん研有明病院の6.8年間409人の2施設で観察した結果，3mm以上の増大を認めたのが7〜8%，リンパ節転移が出現したのが1〜4%だった．増大またはリンパ節転移を認めたものの重篤な症例はなく，遠隔転移例もなかった．これらをふまえ，患者と治療方針をともに検討するshared decision makingは重要である．

低リスク甲状腺微小乳頭癌を
積極的経過観察する場合

1．診察間隔

積極的経過観察の開始後1〜2年間は年1〜2回の定期的経過観察を経験豊富な検査者が行う．その後，進行がない場合は1年ごとに超音波検査を行うことが推奨されている．年に1〜2回というのは日本の2施設で行われた前向き研究のプロトコールで使用された診察間隔である[3)4)]．

現状ではどの時点で1年に1回より間隔をあけてよいというエビデンスがない．

2．いつまで

10年間の経過観察中に微小癌が臨床癌（腫瘍径12mm以上への増大，リンパ節転移の出現）へ進行する検討で，60歳以上では2.5%だったのに対し，40〜59歳では4.9%，40歳未満では22.5%と若年症例において，腫瘍が進行する確率が高いことが報告されている[4]．

50歳以上では有意差はないが臨床癌への進行率が低くなる[3)]との報告もあり，高齢者は低リスク微小癌の積極的経過観察のよい適応といえる．しかし，臨床癌の予後不良因子の一つに高齢があることから，可能な限り生涯にわたり経過観察を継続すべきである．

3．手術へ移行するとき

手術を患者本人が希望するときはもちろんだ

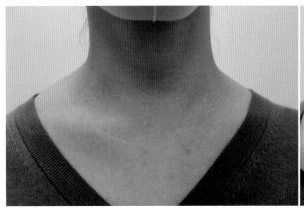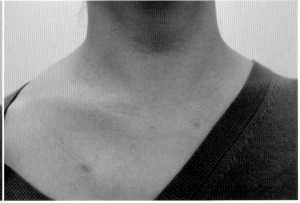

図 4. 内視鏡下甲状腺手術の創部

が，経過観察中にリンパ節転移，反回神経や気管へ浸潤を認めた場合は手術へ移行する．腫瘍径が 3 mm 以上増大した場合は腫瘍増大と判定するが，必ずしも即時手術が必要というわけではない．腫瘍占拠部位，増大速度，患者の意向により適切なタイミングで検討が必要となる．

4．サイログロブリン(Tg)測定の必要性

低リスク微小癌 322 症例の平均 6.5 年の経過観察で，診断時の Tg 値は微小癌のその後の経過と無関係であった[20]．Tg 値の推移が腫瘍進行に関連するかについての報告はない．

5．胸部 CT 検査

低リスク微小癌における遠隔転移の頻度について，手術が施行された微小癌 178 例中，無症候性(Ex0N0)だった 148 例では遠隔転移，遠隔再発を認めなかった[7]と報告している．同様に T1aN0 症例 732 例中，手術を施行することになった 626 例で遠隔転移を認めた症例はなかった[21]．これらから低リスク微小癌 T1aN0 症例での遠隔転移の可能性は極めて低いと考えられ，ルーチンの胸部 CT は必須ではない．

6．TSH 抑制療法

TSH 抑制を行うことで腫瘍増大を防ぐことができる可能性はある[4]ものの，増大・顕性化した場合に手術を選択することで予後が損なわれないことは明らかであり，50 歳以上の女性で骨密度が有意に低下する[22]ため，経過観察中の TSH 抑制療法は積極的に行わなくてよい．

7．患者の不安

低リスク微小乳頭癌の診断でいくら進行しない癌であっても，患者が不安をもつことは当然である．積極的経過観察は手術による合併症や後遺症の影響を受けないが手術による治療を行わないことに対する不安を与えることが予想される．微小癌に対し経過観察を行った 249 人と即時手術を受けた 32 人に対し検討した結果，経過観察群は手術群より不安の程度が軽い傾向にあった．また，5 年以上観察を継続すると不安は軽減する[23]ことが示された．まだ現時点での報告は十分でないものの観察中に患者不安も軽減される可能性がある．今後の患者報告アウトカム研究が期待される．

低リスク甲状腺微小乳頭癌を手術する場合

患者と治療方針を相談した結果，手術を選択する場合に当院では内視鏡手術または通常手術が行われる．甲状腺微小乳頭癌の内視鏡手術の適応は明らかな気管や反回神経への浸潤がないこと，外側リンパ節転移がないこと，転移リンパ節の腺外浸潤がないことが条件となる．当院では VANS 法による鎖骨下からのアプローチ[24]により頸部へ傷跡を残さない手術を行っており，経過観察を選択しない場合の治療法として提案している(図 4)．

低リスクでない甲状腺微小乳頭癌

甲状腺乳頭癌における即時手術の適応としてリンパ節転移，腺外浸潤，遠隔転移が挙げられる．特に，腺外浸潤が明らかな場合，リンパ節転移が大きい場合は注意が必要である．癌の隣接臓器への浸潤または 2 cm 以上の大きなリンパ節転移を有する症候性甲状腺微小乳頭癌 41 例と，これらの

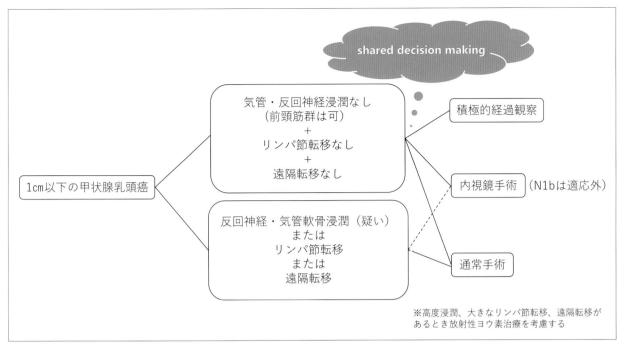

図 5. リスクに応じた治療方針

両方の特徴を有さない 15 例との間の CSS（がん特異的生存率）の差は有意ではなかったが，後者の群では 1 人も原病死しなかったのに対し，前者の群の 10 年 CSS は 74％だった[3]．進行が遅い比較的安全な乳頭癌といわれるが，決してすべてに当てはまるわけではなく，適切なリスク分類を行い，リスクに応じた治療を選択することが重要である（図 5）．

さいごに

診療の際，偶発的にみつかる機会が非常に増えてきている甲状腺微小乳頭癌である．初期評価をするのが難しいと判断した際には遠慮なく専門医へ紹介し，経過が安定していることが確認できれば長期的に通いやすい，かかりつけ医でのフォローアップを行う地域連携の環境が整うことが重要である．

文　献

1) Davies L, Welch HG：Increasing incidence of thyroid cancer in the United States, 1973-2002. JAMA, **295**：2164-2167, 2006.

2) Ahn HS, Kim HJ, Welch HG：Korea's thyroid-cancer 'epidemic'：Screening and overdiagnosis. N Engl J Med, **371**：1765-1767, 2014.

3) Sugitani I, Toda K, Yamada K, et al：Three distinctly different kinds of papillary thyroid microcarcinoma should be recognized：our treatment strategies and outcomes. World J Surg, **34**：1222-1231, 2010.
　Summary　良性の経過をとると報告されていた甲状腺微小乳頭癌だが，腺外浸潤や転移の存在により予後不良群があることを示した．

4) Ito Y, Miyauchi A, Kihara M, et al：Patient age is significantly related to the progression of papillary microcarcinoma of the thyroid under observation. Thyroid, **24**：27-34, 2014.

5) 日本内分泌外科学会・日本甲状腺外科学会（編）：甲状腺腫瘍診療ガイドライン 2018．内分泌・甲状腺外会誌, **35** Suppl, 2018.

6) 日本内分泌外科学会 甲状腺微小癌取扱い委員会（編）：成人の甲状腺低リスク微小乳頭癌 T1aN0M0 に対する積極的経過観察の適応と方法：日本内分泌外科学会甲状腺微小癌取扱い委員会による提言．内分泌外会誌, **37**：289-309, 2020.

7) Sugitani I, Fujimoto Y：Symptomatic versus asymptomatic papillary thyroid microcarcinoma：A retrospective analysis of surgical outcome and prognostic factors. Endocr J,

46：209-216, 1999.

8）Kwon H, Oh HS, Kim M, et al：Active surveillance for patients with papillary thyroid microcarcinoma：A single center's experience in Korea. J Clin Endocrinol Metab, **102**：1917-1925, 2017.

9）Tuttle RM, Fagin JA, Minkowitz G, et al：Natural history and tumor volume kinetics of papillary thyroid cancers during active surveillance. JAMA Otolaryngol Head Neck Surg, **143**：1015-1020, 2017.

10）Oh HS, Ha J, Kim HI, et al：Active surveillance of low-risk papillary thyroid microcarcinoma：A multi-center cohort study in Korea. Thyroid, **28**：1587-1594, 2018.

11）Miyauchi A, Ito Y：Conservative surveillance management of low-risk papillary thyroid microcarcinoma. Endocrinol Metab Clin North Am, **48**：215-226, 2019.

12）Ito Y, Miyauchi A, Oda H, et al：Revisiting low-risk thyroid papillary microcarcinomas resected without observation：Was immediate surgery necessary? World J Surg, **40**：523-528, 2016.

13）Rosario PWS, Mourão GF, Oliveira PHL, et al：Are papillary thyroid carcinomas that are candidates for active surveillance in fact classical microcarcinomas restricted to the gland? Eur Thyroid J, **7**：258-261, 2018.

14）Haugen BR, Alexander EK, Bible KC, et al：2015 American Thyroid Association management guidelines for adult patients with thyroid nodules and differentiated thyroid cancer：The American Thyroid Association Guidelines Task Force on Thyroid Nodules and Differentiated Thyroid Cancer. Thyroid, **26**：1-133, 2016.

15）Brito JP, Ito Y, Miyauchi A, et al：A clinical framework to facilitate risk stratification when considering an active surveillance alternative to immediate biopsy and surgery in papillary microcarcinoma. Thyroid, **26**：144-149, 2016.

16）Fukuoka O, Sugitani I, Ebina A, et al：Natural history of asymptomatic papillary thyroid microcarcinoma：Time-dependent changes in calcification and vascularity during active surveillance. World J Surg, **40**：529-537, 2016.

17）Nagaoka R, Ebina A, Toda K, et al：Multifocality and Progression of Papillary Thyroid Microcarcinoma During Active Surveillance. World J Surg, **45**：2769-2776, 2021.

18）Kuo EJ, Goffredo P, Sosa JA, et al：Aggressive variants of papillary thyroid microcarcinoma are associated with extrathyroidal spread and lymph-node metastases：A population-level analysis. Thyroid, **23**：1305-1311, 2013.

19）Ito Y, Miyauchi A, Kudo T, et al：Effects of pregnancy on papillary microcarcinomas of the thyroid Re-evaluated in the entire patient series at Kuma Hospital. Thyroid, **26**：156-160, 2016.

20）Sugitani I, Fujimoto Y, Yamada K：Association between serum thyrotropin concentration and growth of asymptomatic papillary thyroid microcarcinoma. World J Surg, **38**：673-678, 2014.

21）Ito Y, Uruno T, Nakano K, et al：An observation trial without surgical treatment in patients with papillary microcarcinoma of the thyroid. Thyroid, **13**：381-387, 2003.

22）Sugitani I, Fujimoto Y：Effect of postoperative thyrotropin suppressive therapy on bone mineral density in patients with papillary thyroid carcinoma：A prospective controlled study. Surgery, **150**：1250-1257, 2011.

23）Kazusaka H, Sugitani I, Toda K, et al：Patient-Reported Outcomes in Patients with Low-Risk Papillary Thyroid Carcinoma：Cross-Sectional Study to Compare Active Surveillance and Immediate Surgery. World J Surg, **47**：1190-1198, 2023.
Summary 甲状腺微小乳頭癌へ積極的経過観察を行った患者の不安について長期間の検討を行った報告．5年以上の観察を継続することで不安は軽減することが示された.

24）Shimizu K, Akira S, Tanaka S：Video-assisted neck surgery：endoscopic resection of benign thyroid tumor aiming at scarless surgery on the neck. J Surg Oncol, **69**：178-180, 1998.

MB ENT, 298 : 51-58, 2024

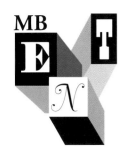

◆特集・外来でみる甲状腺疾患

局所進行甲状腺癌をどうみるか

大月直樹*

Abstract 周囲臓器に直接的な浸潤をきたす局所進行甲状腺癌は全体の約20%に認められる．甲状腺癌の多くは予後良好な乳頭癌や濾胞癌といった分化型甲状腺癌であるが，進行が緩徐なため局所進行癌であっても症状が乏しい場合も多い．近年，チロシンキナーゼ阻害薬の使用などの分子標的治療の進歩により生存期間は改善されている．しかし，気管，食道への浸潤もしくは総頸動脈など大血管への浸潤を認める場合には瘻孔形成や致死的出血などを引き起こす危険があり，治療は現在も手術が重要な役割を占めている．反回神経，気管，喉頭，食道など甲状腺に隣接する臓器への浸潤を適切に判断することは，治療計画を立てるうえで重要であり，大血管への浸潤の有無を評価することは手術の適応を決定するうえで不可欠である．

Key words 局所進行甲状腺癌(locally advanced thyroid cancer)，反回神経麻痺(recurrent neve paralysis)，喉頭気管浸潤(laryngotracheal invasion)，食道浸潤(esophageal invasion)，頸動脈浸潤(carotid artery involvement)

はじめに

甲状腺癌の多くは進行が緩徐で予後良好な乳頭癌や濾胞癌といった分化型甲状腺癌(以下，分化癌)であるが，周囲臓器進展が起こっていても症状に乏しく，発見された際には気管や喉頭など気道や食道への浸潤や，大血管もしくは縦隔への進展が認められる場合がある．このような周囲臓器に直接的な浸潤をきたす局所進行分化癌は全体の約20%に認められる[1)2)]．また，稀ではあるが病勢が急速に進行し，気道狭窄をきたし致死的な状況に陥る未分化癌や悪性リンパ腫といった甲状腺悪性腫瘍を経験する．進行期の分化癌患者の生存期間はチロシンキナーゼ阻害薬の使用などの分子標的治療の最近の進歩により改善されている．しかし，局所進行癌に対するチロシンキナーゼ阻害薬の導入は，気管，食道への浸潤を伴う患者における瘻孔形成や，総頸動脈など血管周囲への進展を認める患者における致死的出血などの重大な有害

事象を引き起こす危険がある．したがって，分化癌の治療では手術が依然として重要な役割を果たしている．本稿では局所進行つまり周囲臓器浸潤をきたしている甲状腺癌，特に分化癌を外来診療においてどのように診断し，治療計画を立てるかに焦点をあてる．

症 状

局所進行甲状腺癌の患者はどのような症状で受診するであろうか？

嗄声は反回神経の障害による声帯麻痺で起こる気息性嗄声である．呼吸困難や喘鳴は急速に腫瘍が進行し気管を圧迫もしくは気管内浸潤している場合に認められるが，分化癌では稀である．しかし，長期に喘息として治療され改善しないため耳鼻咽喉科を受診する例も経験しているので注意が必要である．血痰は気管に浸潤し腫瘍が気管内に露頭した場合に認められる．頸部の腫瘤は原発巣の増大による場合と頸部リンパ節転移によるもの

---

* Otsuki Naoki, 〒670-8560 兵庫県姫路市神屋町3-264 兵庫県立はりま姫路総合医療センター耳鼻咽喉科 頭頸部外科，診療部長／頭頸部腫瘍センター長

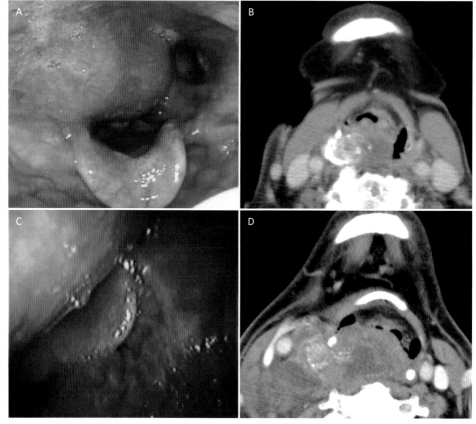

図 1. 咽頭後壁浸潤例の内視鏡所見および CT 所見
A，C：内視鏡所見．咽頭後壁の膨隆を認めるが，内腔への腫瘍の露頭はない．
B，D：CT 所見．咽頭後壁を圧排する石灰化を伴う腫瘍を認める．

がある．咽喉頭違和感や嚥下障害を訴えて受診する場合があるが，甲状腺腫瘍との関連は明らかでないことが多く，咽頭や食道への進展はかなり進行するまで無症状であることが多い．

最近は頸動脈エコー，CT や FDG-PET 検査など画像検査による診断が多く実施されることから，他診療科の画像検査で指摘され紹介される偶発癌例が増加しており，中には局所進行癌が見つかる場合もある．

以上のことから，気息性嗄声，呼吸困難，喘鳴，血痰，頸部腫瘤などの症状で受診した場合には進行した甲状腺癌を疑い診断を進めることが肝要であり，咽頭違和感や嚥下障害がないかを問診しておくことが必要である．

診　断

甲状腺腫瘍の質的診断については別稿を参照いただき，本項では穿刺吸引細胞診など臨床的に悪性と診断された場合にどのように診断を進めるかについて述べる．

1．内視鏡検査

局所進行甲状腺癌において内視鏡検査は不可欠な検査と考えられる．耳鼻咽喉科で行う喉頭内視鏡検査では，声帯麻痺および声帯萎縮の有無，咽頭への浸潤の有無を確認する必要がある(図1)．反回神経浸潤による声帯麻痺があっても反回神経を即時再建することにより音声機能が回復することが報告されている[3]．気管内腔への浸潤の有無については，気管内を麻酔することにより声門を越えて気管内を観察することが可能である．腫瘍が気管内に露頭している場合はもちろん粘膜への浸潤については NBI での観察が有用である．食道への浸潤が疑われる場合には，上部消化管内視鏡検査を行う．

2．血液検査

血液検査では一般的な血液検査に加えて，サイ

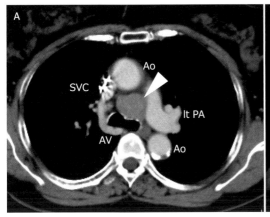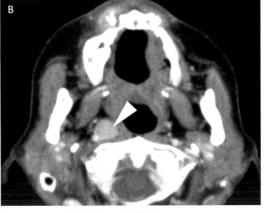

図 2. 縦隔リンパ節およびルビエールリンパ節転移の CT 所見
A：気管分岐部腹側にリンパ節転移を認める（矢尻）. SVC：上大静脈,
　Ao：大動脈, lt PA：左肺動脈, AV：奇静脈
B：右ルビエールリンパ節転移（矢尻）を認める.

ログロブリン, 抗サイログロブリン抗体, 髄様癌が疑われる場合には CEA やカルシトニン, 悪性リンパ腫が疑われる場合にはインターロイキン 2 受容体が病勢の指標となるので測定しておくことが望ましい.

3．エコー検査

エコー検査は腫瘍と周囲組織との関係を診るために有用である. 前方では前頸筋群への浸潤, 内側では気管, 外側では総頸動脈や内頸静脈, 後方では食道への進展を確認することができる. 腫瘍が大きい場合には十分に観察できない場合もあるが, 術者が診たい断面で腫瘍を可動させて癒着の有無などをライブで確認できるのが利点である.

4．CT 検査

周囲臓器進展のある甲状腺癌の評価を行うにはもっとも適した検査である. 特に, 縦隔内での気管や食道への直接浸潤や縦隔やルビエールリンパ節などエコー検査では評価が難しい部位のリンパ節転移を評価するには有用である（図 2）. 血管との関係を評価するためには造影 CT 検査が有用であり, 電子カルテ上では 3D 画像を再構築することも容易であり, 手術を行う際のイメージトレーニングを行うのに適している.

5．MRI 検査

MRI は CT と比較すると画像の解像度が劣るが, 軟部組織への浸潤を評価するには有用で, CT を補完する目的で必要に応じて行っている.

6．PET-CT 検査

甲状腺乳頭癌では集積が乏しい場合もあり, 遠隔転移の有無を PET-CT 検査だけで評価することは難しいが, 分化度が低く生物学的悪性度が高い腫瘍では集積が認められることから, 悪性度の診断や転移の有無に使用することができる.

7．病理組織学的検査

乳頭癌の場合には穿刺吸引細胞診により診断が得られることが多いが, 濾胞癌, 未分化癌, 悪性リンパ腫では組織学的診断まで得ることは難しい. この中でも細胞の異型が乏しい濾胞癌の診断は細胞診では困難であり, 手術による摘出の結果により悪性と診断されることも少なくない. 臨床経過や大きさ（40 mm 以上）, サイログロブリン値（1000 ng/mL 以上）など臨床的な診断に基づいて手術適応を決定することが肝要である. 一方, 未分化癌や悪性リンパ腫では病理組織学的診断が治療法の選択に直結するため, 切除生検による診断を要する.

浸潤部位による評価と手術法

本項では甲状腺分化癌の浸潤部位による評価と対応について述べる.

1．反回神経

反回神経浸潤は, 局所進行した分化癌の 20〜47％で発生し, 独立した再発危険因子である[14]. また, 死亡率は反回神経浸潤のない分化癌と比較

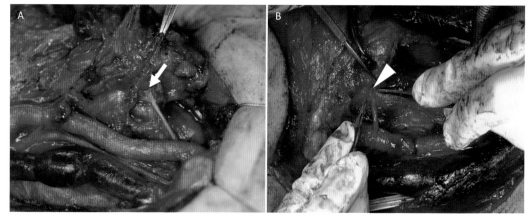

図 3. 反回神経浸潤と頸神経ワナによる再建
A：右反回神経は腫瘍内に侵入している（矢印）.
B：頸神経ワナと反回神経を神経上膜縫合により端々吻合した（矢尻）.

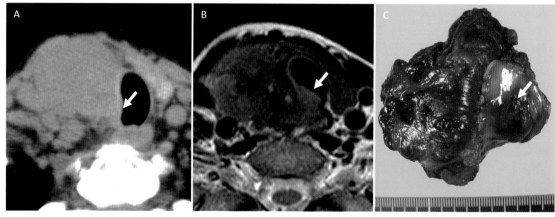

図 4. 気管内腔浸潤の画像所見と摘出標本
A：CT 検査で気管内軟骨膜への腫瘍の浸潤（矢印）が疑われる.
B：MRI 検査で気管内腔への進展（矢印）を認める.
C：摘出標本. 気管内腔への腫瘍の浸潤（矢印）を認め, 第1〜8気管輪を部分切除した.

して5〜35％増加する[5)6)]. 反回神経浸潤の独立した予測因子として, 食道浸潤, 気管浸潤, 術前声帯麻痺, 年齢>45 歳, 最大腫瘍サイズ>10 mm および臨床的リンパ節転移であると報告されている[6)]. 反回神経の切除は生命予後の改善にはつながらないため, 反回神経浸潤例に対する神経の処理については議論の余地がある. 長期予後が期待される分化癌においては, 音声機能の維持, 回復により QOL を保つことが重要である. 術前に声帯機能が正常であり病変が神経に癒着していない場合は, 反回神経を鋭的切離により保存することが推奨される. 術前に声帯麻痺がある場合は, 再建を伴う神経切除が必要となる（図3）. 切除後の神経再建は, 声帯機能の回復のために強く推奨さ

れ, 最大発声持続時間が延長され, 声の質が改善される[3)7)8)]. 反回神経麻痺は甲状腺の良性手術にもかかわらず症例の約5％で発生するため, 外科医は両側性麻痺による気管切開を避けるために対側反回神経の機能を維持することに細心の注意を払う必要がある.

2. 喉頭／気管

喉頭／気管は, 局所進行甲状腺癌がもっともよく浸潤する周囲臓器の一つであり, 約6〜21％で発生する[9)10)]. 喉頭／気管浸潤は甲状腺分化癌における独立した予後因子であり, 生存率の低下に関連する. 一方, 喉頭／気管の管腔内へ浸潤は非常に稀で, 0.5〜1.5％に過ぎない（図4）[11)12)]. 甲状腺分化癌の喉頭／気管浸潤に対する標準的な治

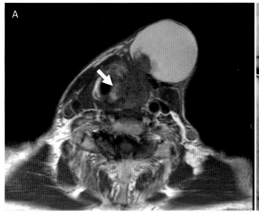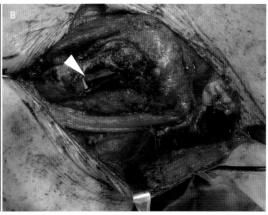

図 5. 気管および輪状軟骨浸潤
A：CT 検査で腫瘍の輪状軟骨への浸潤（矢印）を認める.
B：輪状軟骨および気管を窓状切除（矢尻）した.

療法は完全な外科的切除であり，手術方法には，層状切除（shaving），窓状切除，気管全周切除，喉頭部分切除，喉頭全摘術などがある．手術方法を決定するには，浸潤の深さの範囲と領域を知ることが重要であり，様々な分類法が報告されている．Shin らは，気管浸潤の病理学的程度に基づいて，Ⅰ～Ⅳの病期分類を提唱し，McCaffrey は，浸潤の程度によりⅠ～Ⅴ段階に分類している[10)13)]．気管深部への浸潤の範囲が狭く，切除する気管輪の数が少ない場合には，気管切開を行わずに直接縫合による楔形切除により気管瘻を直ちに閉鎖することが可能である．一方，広範囲かつ深部に気管浸潤が認められる場合，切除と再建には二期的を伴う窓状切除術による気管皮膚瘻作成と全周切除術による端々吻合の2つの方法がある．

3．喉　頭

喉頭浸潤は深部への浸潤ではもっとも一般的な部位である．喉頭浸潤に対する切除および再建の標準術式はないが，窓状切除術が輪状気管深部浸潤に対するもっとも基本的な手術である．切除後は輪状気管皮膚瘻が必要となるが，二期的に DP 皮弁または局所皮弁による閉鎖が可能である（図5）．しかし，皮膚による気道再建では，痰の排出が困難になり，吸気時の内腔の確保が困難になる場合がある．Moritani は，輪状気管皮膚瘻の閉鎖が可能であったのは窓状切除後の輪状気管切除例76 例中 30 例（39％）のみであったと報告している[14)]．

4．下咽頭，食道

食道および下咽頭への浸潤は，気管浸潤を伴っていることが多く，局所進行例の約 20％で認められる[1)15)]．食道／下咽頭浸潤は予後不良因子として知られており，全生存期間を減少させる要因である．ほとんどの食道浸潤は筋層のみへの浸潤であり，粘膜下層への浸潤や管腔内への進展は稀である．筋層のみに浸潤している場合は，追加の処置は必要ないが，粘膜や粘膜下層を含む食道の全層切除が必要な場合には，欠損部を閉鎖する必要がある（図6）．食道の周囲浸潤がより広範囲に及ぶ場合には，部分切除が必要となり有茎筋皮弁や遊離前腕皮弁，胃管，空腸組織移植などの再建が必要となる．

5．大血管

頸部および縦隔の大血管への直接浸潤は局所進行分化癌の 13％で認められ，内頸静脈，鎖骨下静脈，無名静脈が多く，総頸動脈への浸潤は稀である[1)2)]．

大静脈への腫瘍血栓形成は乳頭癌と濾胞癌のいずれでも認められる（図7）．頸部大血管に甲状腺癌が浸潤している場合には，頸部大血管の破裂が予想されるため，分子標的療法や放射線療法は禁忌となる．

1）内頸静脈

腫瘍浸潤により内頸静脈を切除にした後の再建については，依然として議論の余地があり，硬膜外圧の上昇は顔面浮腫や頭痛の発生と関連してい

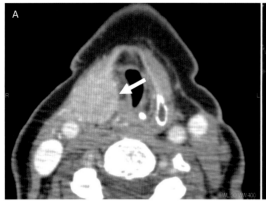
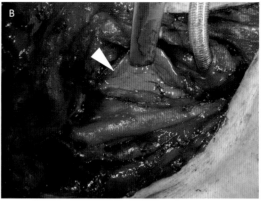

図 6. 甲状軟骨および下咽頭浸潤
A：CT 検査で腫瘍の甲状軟骨への浸潤(矢印)を認める.
B：術中所見. 下咽頭粘膜を合併切除した(矢尻).

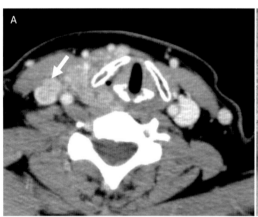
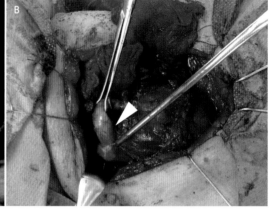

図 7. 内頸静脈内の腫瘍塞栓
A：CT 検査で右内頸静脈に腫瘍塞栓(矢印)を認める.
B：術中所見. 右内頸静脈内に腫瘍塞栓(矢尻)を認め, 内頸静脈を切除した.

ると報告されている. 両側内頸静脈切除術が同時に行われた場合, 顔面浮腫, 頭蓋内圧上昇, 脳卒中, 失明などの合併症が発生し, 致死的となる場合がある[16)17]. 両側内頸静脈結紮による致命的な合併症を回避するために, 内頸静脈の段階的結紮または片側内頸静脈再建を伴う両側頸静脈結紮が提案されている.

2）総頸動脈

総頸動脈に腫瘍が侵入することはほとんどなく, その処理に関する文献は限られている. 頸動脈は内膜, 中膜, 外膜の 3 層に分類され, 甲状腺分化癌からの浸潤は主に外膜に限られ, 外膜下層の切除で対応できる. Moritani は, 甲状腺分化癌総頸動脈浸潤例 27 例中 26 例(96.3%)が外膜下層の切除で対応でき, 人工血管を使用した再建を必

要としたのは 1 例(3.7%)のみであったと報告している[18]. 頸動脈再建手術の死亡率と神経症状の出現率は約 10%とされており[19], 手術適応は疾患の予後を考えたうえで十分検討する必要がある.

6．縦隔, 胸骨, 鎖骨

甲状腺癌が縦隔に進展する状況には, 縦隔リンパ節転移が頸部とは離れて存在する場合と原発巣もしくは下頸部のリンパ節転移巣から縦隔方向に連続して進展している場合がある. 頸部リンパ節が連続して縦隔に及ぶ場合で癒着がなく剥離操作が可能な場合には, 頸部からの操作で摘出できることもあるが, 腕頭動脈や無名静脈などの大血管損傷は致死的となるため, 胸骨切開や鎖骨切除による十分な術野確保を行うことが必要である(図8). 一方, 原発巣が縦隔に直接浸潤している場合

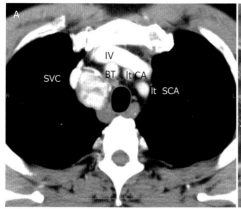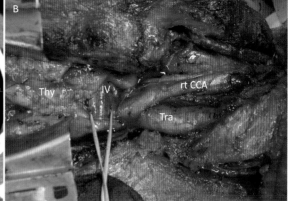

図 8. 縦隔進展
A：CT 検査で縦隔に腫瘍（矢印）を認める.
B：術中所見. 胸骨正中離断により視野を得て，腫瘍を摘出した.
　SVC：上大静脈，IV：無名静脈，BT：腕頭動脈，lt CA：左総頸動脈，lt SCA：左鎖骨下動脈，
　Thy：胸腺，Tra：気管，rt CCA：右総頸動脈

には，気管や食道への浸潤も伴っていることも多く，縦隔気管孔を作成する必要がある．しかし，予後不良と考えられる高悪性度癌で，遠隔転移を伴っていることも少なくなく手術適応は慎重に判断すべきである．手術の安全性とともに生命予後や QOL を考慮した術式の選択が必要であることは言うまでもないが，今後は分子標的薬の登場により腫瘍内科医，放射線腫瘍科医を含めた集学的治療についての議論が行われるべきであろう．

まとめ

　周囲臓器浸潤をきたしている局所進行甲状腺癌を外来診療においてどのように診断を進めるか，その診断に基づいてどのような手術計画を立てるかについて概説した．甲状腺分化癌の診療において周囲臓器浸潤をきたしている例を経験することは多くないが，治療の基本は手術であることから患者の背景を考慮したうえで，機能障害をできるだけ低減しつつ長期の生存をめざす術式選択が必要であり，手術を担当する外科医はそれを遂行する技術をもつことが要求されることは言うまでもない．

参考文献

1）McCaffrey TV, Bergstralh EJ, Hay ID：Locally invasive papillary thyroid carcinoma：1940-1990. Head Neck, **16**：165-172, 1994.

2）Nishida T, Nakao K, Hamaji M：Differentiated thyroid carcinoma with airway invasion：indication for tracheal resection based on the extent of cancer invasion. J Thorac Cardiovasc Surg, **114**：84-92, 1997.

3）Iwaki S, Maeda T, Saito M, et al：Role of immediate recurrent laryngeal nerve reconstruction in surgery for thyroid cancers with fixed vocal cords. Head Neck, **39**：427-431, 2017.
　Summary 術前に声帯固定がある甲状腺癌患者であっても，即時神経再建により，その後の披裂内転術を回避できる可能性がある.

4）An SY, Kim KH：Surgical management of locally advanced thyroid cancer. Curr Opin Otolaryngol Head Neck Surg, **18**：119-123, 2010.

5）Chan WF, Lo CY, Lam KY, et al：Recurrent Laryngeal Nerve Palsy in Well-differentiated Thyroid Carcinoma：Clinicopathologic Features and Outcome Study. World J Surg, **28**：1093-1098, 2004.

6）Chen W, Lei J, You J, et al：Predictive factors and prognosis for recurrent laryngeal nerve invasion in papillary thyroid carcinoma. Onco Targets Ther, **10**：4485-4491, 2017.

7）Moritani S, Takenobu M, Yoshioka K, et al：Novel surgical methods for reconstruction of the recurrent laryngeal nerve：Microscope-guided partial layer resection and intralaryngeal reconstruction of the recurrent laryngeal nerve. Surgery, **169**：1124-1130, 2021.

8) Miyauchi A, Inoue H, Tomoda C, et al：Improvement in phonation after reconstruction of the recurrent laryngeal nerve in patients with thyroid cancer invading the nerve. Surgery, **146**：1056-1062, 2009.

9) Czaja JM, McCaffrey TV：The surgical management of laryngotracheal invasion by well-differentiated papillary thyroid carcinoma. Arch Otolaryngol Head Neck Surg, **123**：484-490, 1997.

10) McCaffrey JC：Aerodigestive tract invasion by well-differentiated thyroid carcinoma：diagnosis, management, prognosis, and biology. Laryngoscope, **116**：1-11, 2006.

11) Britto E, Shah S, Parikh DM, et al：Laryngotracheal invasion by well-differentiated thyroid cancer：diagnosis and management. J Surg Oncol, **44**：25-31, 1990.

12) Frazell EL, Foote FW Jr：Papillary cancer of the thyroid；a review of 25 years of experience. Cancer, **11**：895-922, 1958.

13) Shin DH, Mark EJ, Suen HC, et al：Pathologic staging of papillary carcinoma of the thyroid with airway invasion based on the anatomic manner of extension to the trachea：a clinicopathologic study based on 22 patients who underwent thyroidectomy and airway resection. Hum Pathol, **24**：866-870, 1993.

14) Moritani S：Window Resection for Intraluminal Cricotracheal Invasion by Papillary Thyroid Carcinoma. World J Surg, **41**：1812-1819, 2017.

Summary 輪状・気管内腔に浸潤を有する患者に対する窓状切除は，効果的な治療法であるが，支持構造のない大きな欠損には向かない可能性がある.

15) Machens A, Hinze R, Lautenschläger C, et al：Thyroid carcinoma invading the cervicovisceral axis：routes of invasion and clinical implications. Surgery, **129**：23-28, 2001.

16) McQuarrie DG, Mayberg M, Ferguson M, et al：A physiologic approach to the problems of simutaneous bilateral neck dissection. Am J Surg, **134**：455-460, 1977.

17) Weiss KL, Wax MK, Haydon RC 3rd, et al：Intracranial pressure changes during bilateral radical neck dissections. Head Neck, **15**：546-552, 1993.

18) Moritani S：Appropriateness of subadventitial resection for invasion of the carotid artery by papillary thyroid carcinoma. World J Surg, **43**：519-526, 2019.

19) Biller HF, Urken M, Lawson W, et al：Carotid artery resection and bypass for neck carcinoma. Laryngoscope, **98**：181-183, 1988.
Summary 頸動脈切除および血管置換術を行った 26 人の再発頭頸部癌患者における術後の神経学的後遺症の発生率は7％で，1 年無病生存率は 25％であった.

20) Katsuno S, Ishiyama T, Sakaguchi M, et al：Carotid resection and reconstruction for advanced cervical cancer. Laryngoscope, **107**：661-664, 1997.

MB ENT, 298：59-64, 2024

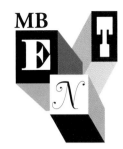

◆特集・外来でみる甲状腺疾患

甲状腺濾胞癌をどうみるか

能田拓也*1　北村守正*2

Abstract　甲状腺濾胞癌は，甲状腺悪性腫瘍の5〜10%を占め，甲状腺乳頭癌に次いで2番目に多い甲状腺癌である[1]．乳頭癌と異なり術前に診断がつくことは遠隔転移症例を除いてほぼ不可能であり，手術標本を病理診断するほかない．身体所見，血液検査所見，画像所見，そして穿刺吸引細胞診の結果を総合的に踏まえて手術適応を考慮する．現在，濾胞癌は微小浸潤型，被包性血管浸潤型，広汎浸潤型に分類される．微小浸潤型は，遠隔転移がなければ術後そのまま経過観察を行うことになるが，広汎浸潤型は，血行性転移をきたすことが多く，残存甲状腺を補完全摘し放射性ヨウ素内用療法による補助療法と全身検索を行う．その後は血清サイログロブリン値や画像検査により経過観察を行うことになる．本稿では濾胞癌の検査，診断とその治療につき述べる．

Key words　濾胞癌(follicular carcinoma)，微小浸潤型濾胞癌(follicular carcinoma, minimally invasive)，被包性血管浸潤型濾胞癌(follicular carcinoma, encapsulated angioinvasive)，広汎浸潤型濾胞癌(follicular carcinoma, widely invasive)

はじめに

甲状腺濾胞癌は，甲状腺悪性腫瘍の5〜10%を占め，甲状腺乳頭癌に次いで2番目に多い甲状腺癌である[1]．甲状腺濾胞癌は甲状腺濾胞細胞から発生する癌の一つであるが，同じ発生起源の乳頭癌と異なり，術前の細胞診での診断がつきにくい．リンパ節転移や周囲組織への浸潤は少ないが，遠隔転移が多いことが特徴である．

細胞診で濾胞性腫瘍と診断された場合，手術を行い，手術標本で ① 被膜浸潤の有無，② 脈管浸潤の有無，を認めれば濾胞癌の診断となる．術後症例によっては補完全摘，その後の放射性ヨウ素を用いたアブレーションが必要になる場合もある[2]．

検　査

1．血液検査

血清サイログロブリン値が高値である症例が多いが，腺腫様甲状腺腫や濾胞腺腫といった良性疾患でも上昇することが多いため，鑑別に有用ではない．しかし，サイログロブリン値が1000 ng/mL以上の症例や，経時的にサイログロブリンが上昇してくる症例などには注意を要する．

2．画像検査

1）超音波検査

超音波検査では内部エコーが低エコーレベルで不均質である．腫瘍の中に腫瘍を認める，いわゆる nodule in nodule の所見を認める場合もある．

また，腫瘍周辺部の低エコー帯は濾胞腺腫でもみられる所見であるが，その低エコー帯が不規則であれば濾胞癌を疑う必要がある．

*1 Noda Takuya, 〒920-0293 石川県河北郡内灘町大学 1-1　金沢医科大学頭頸部外科学，講師
*2 Kitamura Morimasa, 同，教授

さらに，被膜外に衛星結節を認め，腫瘍周囲の不規則な低エコー帯を認める症例は濾胞癌の可能性が高くなる．

カラードプラでは腫瘍内部の血流は豊富であり，腫瘍内部に流入するような分布も認める．腫瘍内の血流速度や血流分布の違いにおいて，血流速度解析から pulsatility index（PI）や resistance index（RI）が高値を示す傾向がある[3]．

2）頸胸部CT

濾胞癌は通常リンパ節転移や周囲への浸潤傾向は少ないものの，気管・食道・大血管などへの隣接臓器浸潤の有無やリンパ節転移の評価を行っておく必要がある．肺転移をきたしやすいため，肺野の確認をしておくほうがよい．また，CTは鎖骨下動脈起始異常のような血管走行異常の同定にも有用である．

3）頸部MRI

隣接臓器浸潤の詳細な評価や，腫瘍内部の性状の評価に有用である．また，さらに別の評価法として，MRI拡散強調画像（DWI）によって検出されたADC値が甲状腺癌の診断に有効であることが報告されている[4]．ADC値が低値の病変は細胞密度が高く，N/C比が高い腫瘍であることが予想される．

4）甲状腺シンチグラフィ

[201]Tlシンチにおける早期像と後期像の比較が濾胞性腫瘍の両悪性の鑑別に役立つことが報告されている[5]．[201]Tlの病巣停滞は乳頭状成分では長く，濾胞成分では短い傾向があり，そのため乳頭癌では後期像で残存するが，濾胞性腫瘍では消失する．濾胞癌は乳頭癌に比べて消失する傾向があるとされ，精度は十分とはいえない．

5）FDG-PET

高分化な甲状腺癌は糖代謝の低い癌であり，小さな癌は検出できないことも多い．濾胞癌は遠隔転移で見つかることも珍しくないため，他癌の検査で行われたPET-CTで診断に至る場合もある．

3．穿刺吸引細胞診

濾胞癌では細胞数は多数採取され，小型の細胞集団が散在し，重積傾向を示し，配列や極性の乱

れがあり，核異型が強いとされている．しかし，現在の診断基準では，濾胞腺腫と濾胞癌の区別は，被膜浸潤，脈管浸潤，転移の有無により行われ，細胞診所見は両者の鑑別には関与していない．そのため，実際には術前細胞診で，濾胞癌の診断がつくことは不可能である．

現在，甲状腺細胞診の報告様式はベセスダシステムが国際的にも標準化してきている．判定区分は検体不適正，嚢胞液，良性，意義不明，濾胞性腫瘍，悪性の疑い，悪性の7区分に分類する[6]．濾胞癌は濾胞腺腫との区別が細胞診ではつきにくく，意義不明，もしくは濾胞性腫瘍となることが多い．

細胞診で意義不明である場合，細胞学的に良性，悪性の鑑別が困難な標本を指すだけでなく，他の区分に該当しない標本や診断に苦慮する標本も含まれる．本区分では再検が望ましいとされる．

濾胞性腫瘍は濾胞腺腫または濾胞癌が推定される，あるいは疑われる標本を指す．また，乳頭癌の核所見が軽度みられる場合は，NIFTP（非浸潤性甲状腺濾胞性腫瘍）の可能性を考慮して本カテゴリーに分類する．再検により他の区分に変わる可能性は低いとされる．

前述の如く濾胞癌は術前の診断が難しい．遠隔転移で見つかる場合もあるが，多くの症例において良性である濾胞腺腫や腺腫様甲状腺腫との鑑別は困難である．腫瘍サイズが大きい場合や増大傾向を示す場合，サイログロブリンが増加傾向をたどる場合は手術を勧めるのが望ましい．

濾胞癌の診断，治療

甲状腺濾胞癌は，遠隔転移で発見される症例を除いて，ほとんどの症例は術後の病理検査で診断される．病理検査で腫瘍細胞の被膜を超える浸潤，脈管侵襲を認めた場合，濾胞癌と診断される．また，病理学的に結節が腺腫様甲状腺腫や濾胞腺腫であっても遠隔転移が証明されれば濾胞癌と診断される．

甲状腺濾胞癌は病理学的様式により微小浸潤

型，被包性血管浸潤型，広汎浸潤型に分類される．

微小浸潤型は濾胞性腫瘍に典型的な線維性の被膜が保たれている癌で，肉眼的には浸潤部位を明示し難く，血管浸潤は認められない．組織学的に被膜浸潤を見出すことで濾胞腺腫と鑑別される．

被包性血管浸潤型は，線維性被膜に囲まれた血管浸潤を認める癌で，被膜浸潤の有無は問わない．血管浸潤が広範な例(4か所以上)は，限定的な例(3か所以下)に比べ予後が悪いとされる．また別の報告では，303例の被包性血管浸潤型濾胞癌の解析において2か所以上の血管浸潤が確認された症例では統計学的有意に無病生存率が低下したとされ，血管浸潤の個数は重要な予後因子といえる[7]．

広汎浸潤型は肉眼的に周囲甲状腺組織に広い範囲に浸潤を示す．線維性被膜が不明瞭な例も少なくない．また，顕微鏡レベルであっても脈管侵襲が広範囲にみられれば広汎浸潤型に分類される[1]．

術後病理検査で微小浸潤型濾胞癌と診断され，遠隔転移が確認できなければ，予後はよいとされる[8]．そのため，補完全摘や補助療法を施行せずに，血清サイログロブリン値や画像による経過観察を行う場合が多い．ただし，微小浸潤型であっても45歳以上の症例，腫瘍径が4 cmを超える場合，血管浸潤が顕著な場合(現在の規約では被包性血管浸潤型に分類される)は有意に再発リスクが高く，注意が必要である[9]．

広汎浸潤型は微小浸潤型と比較して，血行性転移の確率が高く，片葉切除後の病理検査で広汎浸潤型濾胞癌の診断を得た場合には，残存した甲状腺を補完全摘し，放射性ヨウ素内用療法(RAI)による補助療法と全身検索を行う．その後，残存病変が認められない場合は，血清サイログロブリン値や画像検査により経過観察を行う．広汎浸潤型濾胞癌は微小浸潤型濾胞癌と比較して予後不良である．

甲状腺濾胞癌に対する薬物療法

甲状腺濾胞癌の薬物療法としては，現在本邦ではソラフェニブ，レンバチニブが保険収載されて

いる．ソラフェニブは第3相ランダム化試験であるDECISION試験で，レンバチニブはSELECT試験において，RAI不応分化型甲状腺癌に対しプライマリーエンドポイントである無増悪生存期間(PFS)を有意に改善させ[10)11)]，根治切除不能な甲状腺癌に対して適応を得た．これまで再発・転移症例に対しての治療は限定的なものしかなかったため，治療の選択肢が増えた．

また，RET融合遺伝子陽性の根治切除不能な甲状腺癌，RET遺伝子変異陽性の根治切除不能な甲状腺髄様癌を適応症とするセルペルカチニブが承認された．しかし，濾胞癌ではRET融合遺伝子が陽性であることはほとんどなく，適応となることはない．

最近ではBRAF V600E変異陽性の切除不能または転移を有する甲状腺癌に対する治療としてBRAF阻害薬エンコラフェニブとMEK1/2阻害薬ビニメチニブの併用療法も保険収載されたが，この変異も濾胞腺腫，濾胞癌で検出されることはない．

症　例

実際の微小浸潤型，広汎浸潤型，2つの症例を提示する．

症例①：微小浸潤型．56歳，女性

検診で甲状腺腫瘍を指摘され前医受診．前医で細胞診を行ったところ，良性の疑いであったが，画像上濾胞性腫瘍の可能性も否定できず，手術目的で当院紹介となった．

【現　症】　右前頸部に軟らかく，可動性良好な腫瘍を触知する．

【家族歴】　子どもが甲状腺乳頭癌で手術を受けている．

【血液検査】　TSH：$1.5\,\mu$IU/mL，FT_4：1.29 ng/dL，FT_3：3.32 pg/mL，サイログロブリン：47.6 mg/mL，抗Tg抗体：<10 IU/mL．

【超音波検査】　甲状腺右葉に$30\times11\times21$ mmの充実性腫瘍を認めた．形状は整で，境界は明瞭で平滑，境界に低エコー帯を認めた(図1-a)．

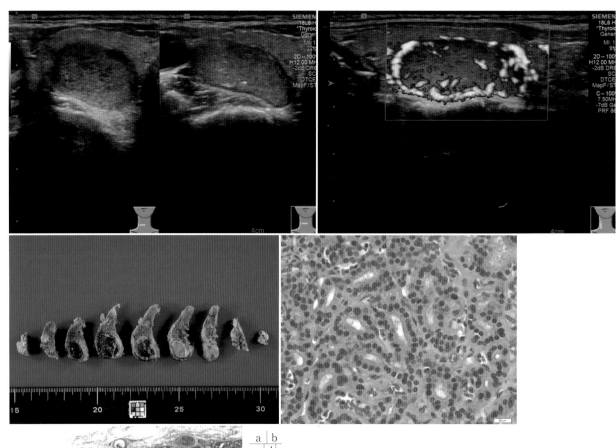

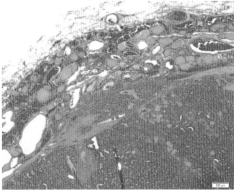

```
a | b
c | d
e |
```

図 1.
症例 ①

ドプラ法では辺縁を中心にして，一部腫瘤内に入り込む血流を認めた（図 1-b）．

【穿刺吸引細胞診】　良性の疑い．大小不同の濾胞構造からなる病変を認める．明らかな乳頭癌の核所見は認めなかった．

【経過 ①】　穿刺吸引細胞診では明らかな悪性所見は認めなかったが，超音波検査所見では濾胞性腫瘍も否定できず，大きさも 3 cm を超えており，試験切除を勧めたところ手術を希望されたため，内視鏡下甲状腺切除術（VANS 法）にて右葉腫瘍を摘出した．

【病理組織所見】　濾胞癌（微小浸潤型）．肉眼的に被膜に包まれた境界明瞭な内部出血のある腫瘍を認めた．肉眼的には被膜浸潤は確認されなかった（図 1-c）．組織学的には，小濾胞状に増殖している腫瘍であり，乳頭癌の核所見は認めなかった（図 1-d）．1 か所で腫瘍組織の被膜を超える微小な浸潤を認めた．リンパ管浸潤や血管浸潤は認めなかった（図 1-e）．

【経過 ②】　微小浸潤型濾胞癌の診断．明らかな遠隔転移も存在せず，補完全摘は行わずに，現在も外来経過観察中である．

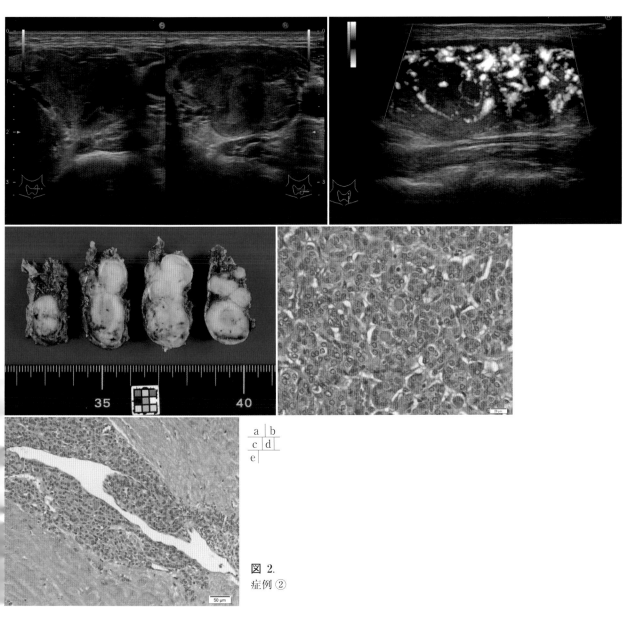

a | b
c | d
e |

図 2.
症例 ②

症例 ②：広汎浸潤型．29 歳，女性

　甲状腺腫瘍精査にて近医受診．細胞診にて意義不明であったため，手術を勧められ当院紹介受診となった．

　【現　症】　左前頸部弾性硬の腫瘍触知．可動性は良好であった．

　【血液検査】　TSH：0.74 μIU/mL，FT$_4$：1.39 ng/dL，FT$_3$：3.55 pg/mL，サイログロブリン：640 mg/mL，抗 Tg 抗体：＜10 IU/mL.

　【超音波検査】　甲状腺左葉に 41×26×17 mm の充実性腫瘍を認める．形状は不整で，境界は不明瞭で辺縁粗雑な腫瘍を認めた．内部エコーレベルは低く，不均質であった(図 2-a)．腫瘍の血流は豊富で，腫瘍内部に流れ込むような血流を認めた(図 2-b)．

　【穿刺吸引細胞診】　濾胞性腫瘍の疑い．濾胞上皮細胞を重積性のある集塊で認める．軽度の核形不整やクロマチンの増量を認める．明らかな乳頭癌の核所見は認めなかった．

　【経過 ①】　穿刺吸引細胞診では濾胞性腫瘍の疑い．超音波検査所見では濾胞性腫瘍も否定できず，大きさも 4 cm を超えており，試験切除を勧

めたところ手術を希望されたため，内視鏡下甲状腺切除術(VANS法)にて左葉腫瘍を摘出した.

【病理組織所見】 濾胞癌(広汎浸潤型). 肉眼的に被膜に包まれた淡褐色調の充実性腫瘍を認めた. 腫瘍は多結節状に形態で，結節外への露出を認めた(図2-c). 組織学的には，小型濾胞状増殖が主体の腫瘍で，中型濾胞状の増殖部も混在している. 腫瘍細胞の核は類円形で均一，クロマチンは細顆粒状を呈していた. やや核異型を伴う部分もあるが，濾胞性腫瘍の範疇であった(図2-d). 腫瘍周囲には被膜浸潤を認め，血管浸潤も多数認めた(図2-e).

【経過②】 広汎浸潤型濾胞癌の診断. 若年であり，血管浸潤も著明であったことから，補完全摘を行い，その後RAIを行った. 放射性ヨウ素の集積は甲状腺床のみで，明らかな遠隔転移は認めなかった.

まとめ

現在，術前に濾胞癌の診断をすることは困難である.

穿刺吸引細胞診だけでなく，超音波検査などの画像所見や血清サイログロブリン値などを総合的に踏まえて手術適応を検討する必要がある. そして，濾胞癌と診断されたのであれば，その病理診断の詳細を検討し，追加治療の必要性の有無を十分に考慮するべきである.

参考文献

1) 日本内分泌外科学会・日本甲状腺病理学会(編)：甲状腺癌取扱い規約 第9版. 金原出版, 2023.

2) 日本内分泌外科学会・日本甲状腺外科学会(編)：甲状腺腫瘍診療ガイドライン 2018. 内分泌・甲状腺外会誌, **35**(3), 2018.

3) Fukunari N, Nagashima M, Sugino K, et al：Clinical evaluation of color Doppler imaging for the differential daiagnosis of thyroid follicular lesions. World J Surg, **28**：1261-1264, 2004.

4) Gilnur E, Tamaer E, Hakki M, et al：Diffusion-weighted images differentiate benign from malignant thyroid nodules. J Magam Reson Imaging, **31**：94-100, 2010.

Summary MRI検査の拡散強調画像におけるADC値が低値の病変は，細胞密度が高く，N/C比が高いことが予想され，濾胞癌の鑑別に有用である可能性がある.

5) Tamizu A, Okumura Y, Sato S, et al：The usefulness of serum thyroglobulin levels and Tl-201 scintigraphy in differentiating between benign and malignant thyroid follicular lesions. Ann Nucl Med, **16**：95-101, 2002.

6) 廣川満良，鈴木彩奈，樋口観世子：甲状腺細胞診の報告様式. 内分泌・甲状腺外会誌, **33**(2)：83-87, 2016.

7) Yamazaki H, Katoh R, Sugino K, et al：Encapsulated Angioinvasive Follicular Thyroid Carcinoma：Prognostic Impact of the Extent of Vascular Imvation. Ann Surg Oncol, 2022. doi：10.1245/s10434-022-11401-x.

8) 伊藤康弘，宮内 昭：濾胞癌の治療成績と予後因子. 内分泌・甲状腺外会誌, **34**：160-165, 2017.

9) Ito Y, Hirokawa M, Miyauchi A, et al：Prognostic impact of Ki-67 labeling index in minimally invasive follicular thyroid carcinoma. Endocr J, **63**：913-917, 2016.

Summary 微小浸潤型濾胞癌であっても，45歳以上の症例，高度の脈管浸潤の認める症例，Ki-67のlabeling indexが高い症例は再発リスクが高いことが示唆された.

10) Brose MS, Nutting CM, Jarzab B, et al：DECISION investigators. Sorafenib in radioactive iodine-refractory, locally advanced or metastatic differentiated thyroid cancer：a randomised, double-blind, phase 3 trial. Lancet, **384**：319-328, 2014.

11) Schlumberger M, Tahara M, Wirth LJ, et al：Lenvatinib versus placebo in radioiodine—refractory thyroid cancer. N Engl J Med, **372**：621-630, 2015.

Summary 濾胞癌の術前鑑別において，超音波検査を用いて術前血流評価を行い，Bモード所見，血流分布，FFT解析によるPI値の組み合わせで，感度88.9%, 特異度72.4%であったと報告している.

MB ENT, 298：65-71, 2024

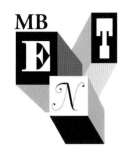

◆特集・外来でみる甲状腺疾患

甲状腺髄様癌をどうみるか

家根旦有*

Abstract 甲状腺髄様癌で重要なポイントは遺伝性か散発性かの診断である．遺伝性髄様癌を家族歴や臨床所見から推定することは困難であることから，穿刺吸引細胞診と血清カルシトニンまたは CEA 検査で甲状腺髄様癌を疑えば *RET* 遺伝学的検査（以下，*RET* 検査）が必要となる．*RET* 検査で病的変異が見つかれば遺伝性髄様癌と診断し，病的変異がなければ散発性髄様癌と診断する．遺伝性髄様癌は甲状腺全摘が必要であるが，散発性であれば甲状腺全摘は必要ではなく病巣に応じた甲状腺切除が可能である．遺伝性髄様癌には MEN2A 型，MEN2B 型，家族性髄様癌の 3 亜型があり，*RET* 遺伝子変異が明らかな家系においては，遺伝的リスクのある血縁者に対して *RET* 検査が勧められる．*RET* 検査を行うにあたっては，遺伝カウンセリングを行い，一定の手続きにより同意が必要である．

Key words 甲状腺髄様癌(medullary thyroid carcinoma)，*RET* 遺伝子(*RET* gene)，*RET* 遺伝学的検査(*RET* gene testing)，細胞診(cytologic diagnosis)，多発性内分泌腫瘍症(multiple endocrine neoplasia)，遺伝カウンセリング(genetic counseling)

はじめに

甲状腺髄様癌は甲状腺癌の中では 1～3% と稀な疾患である．一般的な甲状腺分化癌は甲状腺濾胞細胞から発生するが，甲状腺髄様癌は神経堤（neural crest）に起源を有する傍濾胞細胞（C 細胞：carcitonin cells の略）から発生する．甲状腺濾胞細胞から発生する甲状腺分化癌はサイログロブリンを産生するが，C 細胞由来の甲状腺髄様癌はカルシトニンを生成し分泌するのが特徴である[1)2)]．

甲状腺髄様癌は散発性と遺伝性の 3 亜型に分類される．遺伝性には ① 多発性内分泌腫瘍症（multiple endocrine neoplasia：MEN）2A 型，② MEN2B 型，③ 家族性髄様癌（familial medullary thyroid carcinoma：FMTC）の 3 亜型があり，いずれも *RET* 遺伝子に変異が認められる[2)3)]．

遺伝性甲状腺髄様癌

遺伝性甲状腺髄様癌には様々な随伴症状が知られており，診断のためには甲状腺以外の臨床的徴候を知ることが必要である（表 1）．MEN2A 型，MEN2B 型，FMTC のいずれも主要病変は甲状腺髄様癌であるが，随伴病変の褐色細胞腫と副甲状腺機能亢進症の有無が重要である．MEN2A 型では褐色細胞腫と副甲状腺機能亢進症の合併に加え，皮膚苔癬アミロイドーシスやヒルシュスプルング病を併発することがある．MEN2B 型では褐色細胞腫にマルファン症候群様徴候，口唇舌神経腫，腸管神経節腫，角膜神経肥厚などを併発する．MEN2B 型は MEN2A 型に比べて若年で発症し，予後は不良であることが多い．FMTC は家系内に甲状腺髄様癌を有し，かつ甲状腺髄様癌以外の症状を伴わないものと定義され，MEN2A 型や

---

* Yane Katsunari, 〒 630-0293 奈良県生駒市乙田町 1248-1　近畿大学奈良病院，副院長／耳鼻咽喉・頭頸部外科，教授

表 1. 遺伝性甲状腺髄様癌の構成病変と発生頻度

構成病変	MEN2A	MEN2B	FMTC
甲状腺髄様癌	100%	100%	100%
副腎褐色細胞腫	60〜80%	60〜70%	—
副甲状腺機能亢進症	10〜20%	—	—
その他	皮膚苔癬アミロイドーシス，ヒルシュスプルング病	マルファン症候群様徴候，口唇舌神経腫，腸管神経節腫，角膜神経肥厚	
遺伝子変異部位＊	エクソン 10, 11, 13, 14, 15	エクソン 16	エクソン 10, 11, 13, 14, 15

＊主な *RET* 遺伝子変異　エクソン 10(コドン 609, 611, 618, 620)，エクソン 11(コドン 630, 634)，エクソン 13(コドン 768)，エクソン 14(コドン 804)，エクソン 15(コドン 891)，エクソン 16(コドン 918)
エクソン 13，14，15 の変異は FMTC で多くみられ，エクソン 16 の変異は MEN2B でみられる．上記以外の変異も稀にみつかる

(文献 2〜5 参照)

MEN2B 型と比べて発症は比較的遅く，予後は良好である．MEN2A 型，MEN2B 型，FMTC いずれも *RET* 遺伝子の点突然変異が原因で，常染色体優性遺伝で発症する[3]〜[5]．

臨床的には髄様癌が若年発症あるいは両葉多発性に存在する場合は遺伝性が疑われる．家族歴がないからといって散発性であるとはいえず，臨床的観点だけで遺伝性の鑑別を行うことは不可能である．したがって，遺伝性か散発性かの最終的な診断には *RET* 遺伝学的検査(以下，*RET* 検査)が必要となる[3]．

RET 検査

一見，家族歴がなく，臨床的に散発性と考えられる場合でも約 10〜15% が遺伝性髄様癌と診断されている[5]．甲状腺腫瘍診療ガイドライン 2018年版では，すべての甲状腺髄様癌患者に対して *RET* 検査が推奨されている[3]．

RET 検査を施行する条件としては，臨床的に髄様癌と診断がついた患者，あるいは髄様癌が強く疑われる患者が対象となる[3]〜[6]．

RET 遺伝子変異にはホットスポットが存在し，変異部位と病型(MEN2A 型，MEN2B 型，FMTC)との関連が報告されている．変異部位は既知のよく知られているものかどうかを確認し，稀な変異結果が出た場合はその解釈には注意が必要である．変異はミスセンス変異が多く，遺伝子多型との区別が必要である．検査結果を誤って解釈すると，不適切な治療，不必要な血縁者への介

入につながる危険性があるので，結果の解釈に迷った場合は専門家に相談することが重要である[3]．*RET* 検査で異常がなければ非遺伝性(散発性)と診断される．この場合，子どもが病気を受け継いだり，兄弟が甲状腺髄様癌を発症する可能性はほとんどない．

遺伝性髄様癌の場合は甲状腺全摘が基本手術であるが，散発性の場合は，甲状腺全摘は必要なく病巣に応じた甲状腺切除が可能である[3]〜[6]．

RET 遺伝子変異の存在するコドン部位に応じて，髄様癌の発症時期や悪性度が異なる傾向があり，変異の有無だけでなく変異コドンの部位情報も重要である．

RET 検査で遺伝性髄様癌と診断がつけば，術前に褐色細胞腫の有無を検査し，褐色細胞腫の手術適応があれば副腎手術が優先となる(図 1，2)[3]〜[6]．MEN2A 型で副甲状腺機能亢進症をもっとも多く合併するのはコドン 634 変異であり，ヒルシュスプリング病ではエクソン 10(コドン 609，618，620)に変異が集中する[7]．

遺伝カウンセリング

RET 検査を行うにあたっては，遺伝カウンセリングを行い，一定の手続きにより文書で同意を得なければならない．また，*RET* 遺伝子変異が明らかである家系においては，遺伝的リスクのある血縁者に対して *RET* 検査が勧められる[3]〜[6]．

RET 検査の実施は，厚生労働大臣が定める施設基準に適合している保険医療機関において，臨

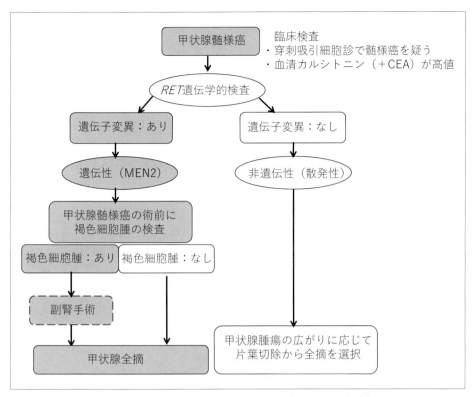

図 1. 甲状腺髄様癌患者における *RET* 遺伝学的検査と甲状腺手術までの流れ
（文献 4 より引用）

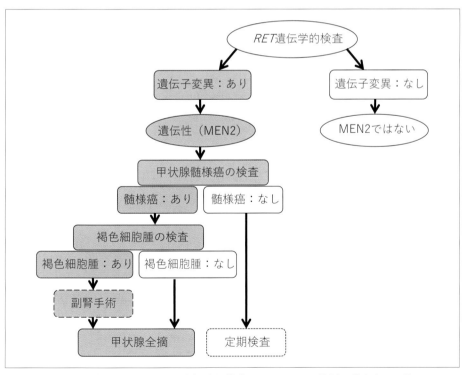

図 2. 血縁者における *RET* 遺伝学的検査から MEN2 の診断・治療までの流れ
（文献 4 より引用）

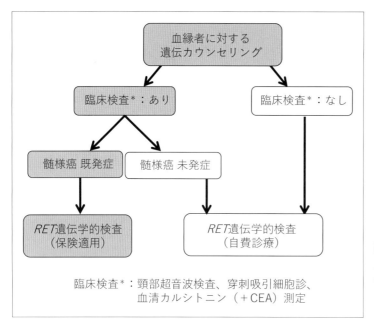

図 3.
血縁者における *RET* 遺伝学的検査の
保険適用と自費診察の選択
（文献 6 より引用）

床遺伝学に関する十分な知識を有する医師が実施することになっている．自施設での遺伝カウンセリングが困難な場合には，対応可能な施設に紹介することが求められる．

RET 検査により治療方針の決定や血縁者に対する早期診断と治療が可能となるが，遺伝性疾患の説明は患者だけでなく血縁者にも不安を生じさせることが多い．したがって，遺伝カウンセリング担当者は不安を取り除くように患者やその家族の心情に配慮することが大切である[6]．

RET 検査の保険適用

RET 検査が保険適用となるのは，① 穿刺吸引細胞診で甲状腺髄様癌を疑う場合，② 血清カルシトニン（＋CEA）が高値である場合の2つが満たされた症例にのみ適用となる．留意点としては，*RET* 検査は甲状腺髄様癌かどうかを診断する目的で行われる検査ではないので，甲状腺髄様癌が確定していない段階での *RET* 検査は保険適用とはならない（図3）．

また，甲状腺髄様癌が診断されていない血縁者に対しては自費診療になる．変異がすでに確定している家系の血縁者で，甲状腺髄様癌をまだ発症していない場合，もしくは臨床検査（頸部超音波検査，穿刺吸引細胞診，血清カルシトニン（＋CEA）

測定）が未施行で無症状かつ臨床的に甲状腺髄様癌の発症の有無が不明な場合は，*RET* 検査を受ける時点では患者ではないため，通常の医療の対象とはならず自費診療となる（表2）[3)~6)]．

遺伝性甲状腺髄様癌の手術方法

遺伝性甲状腺髄様癌は両側のC細胞領域に発生するため，たとえ臨床的に片側葉の病変であっても甲状腺全摘が推奨される[3)]．予防的リンパ節郭清に関しては，中央区域郭清は必須であるが，患側あるいは対側外側区域郭清の追加に関しては，術前のカルシトニン基礎値が200 g/mL 以上の場合は中央区域＋両側外側区域郭清の必要があるかもしれないと報告されている[8)]．

予防的甲状腺全摘手術

甲状腺髄様癌は *RET* 検査に基づいて，リンパ節転移や遠隔転移が生じる前の段階で予防的手術が可能である．欧米では，MEN2B型は1歳までに甲状腺全摘を勧め，MEN2A型では5歳までに全摘を勧める論文が多い（表3）[9)10)]．カルシトニン基礎値が正常で頭頸部超音波検査で異常がみられない場合，カルシトニン誘発刺激試験は微小髄様癌の診断に有用な検査方法である[11)]．Brandi らは2001年に髄様癌の悪性度に関して，*RET* 変異部

表 2. *RET* 遺伝学的検査の保険適用・自費診療の区別

No.	発端者／血縁者	臨床検査*	臨床診断	保険適用／自費診療
A	髄様癌発端者	済	既発症	保険適用
B-1	変異がすでに確定している家系の血縁者	済	既発症	保険適用
B-2		済	未発症	自費診療
B-3		未施行	無症状かつ発症の有無は不明	自費診療

*頸部超音波検査，穿刺吸引細胞診，血清カルシトニン（＋CEA）測定

A　家族内で最初に臨床的に甲状腺髄様癌と診断された患者（発端者）に対しては保険適用である．

B-1　変異がすでに確定している家系の血縁者で，臨床的に髄様癌と診断された患者に対しては，保険適用である．この場合，家系内で判明している変異のみを解析する，「シングルサイト」検査を行うことも可能である．

B-2　変異がすでに確定している家系の血縁者で，臨床的に髄様癌を発症していない場合は，自費診療である．

B-3　変異がすでに確定している家系の血縁者で，臨床検査が未施行で，無症状かつ臨床的に甲状腺髄様癌の発症の有無が不明な場合は，自費診療である．

(文献 3 より引用)

表 3. 米国における *RET* 変異コドンに基づく遺伝性甲状腺髄様癌のリスクレベルと臨床的対応：米国甲状腺学会（2015 年改訂版，文献 7）

リスクレベル	変異コドン	米国における小児に対する臨床的対応
HST (highest risk)	918	1歳あるいは生後1か月以内に手術すべきである．中央区域リンパ節に転移が疑われない場合，同部の郭清を行うかどうかは，副甲状腺を確認できて温存できるか，あるいは移植できるかに基づく．
H (high risk)	634，883	5歳より前に手術をするべきであり，カルシトニン高値の場合はそれ以前に施行する．カルシトニン値が 40 pg/mL を超える場合あるいは臨床検査もしくは術中所見で中央区域リンパ節転移が疑われる場合は同部位を郭清する．
MOD (moderate risk)	533, 609, 611 618, 620, 630 631, 666, 768 790, 804, 891 912	5歳頃から触診，頸部超音波，基礎値測定を開始すべきである．血清カルシトニン値上昇に基づいて手術時期を決定すべきである．しかし，半年あるいは1年おきの評価は数年あるいは数十年に及ぶことがある．両親がこのような長期にわたる観察を希望しない場合は，5歳頃に手術を選択する場合がある．

(文献 3 より引用)

位をリスク分類し，予防的甲状腺全摘を推奨する年齢を提唱した[9]．2009 年に米国甲状腺学会（ATA）が甲状腺髄様癌に関する管理ガイドラインを発表し[12]，その中で髄様癌リスクレベルと予防的全摘の推奨年齢を提唱し，2015 年に改訂版が出された[7]．これらのガイドラインによる手術の推奨年齢の目安は，既存の報告例における髄様癌発症の最少年齢を参考にしているため，実臨床に用いる場合には十分な配慮が必要である．

本邦においては，何歳から *RET* 検査を勧めるべきか，また *RET* 遺伝子の変異のタイプに応じて何歳から全摘を勧めるかに関する一定のコンセンサスはまだ存在しないが，一般的には発症後早期に甲状腺全摘が選択されることが多い[3]．成人期に *RET* 遺伝子変異が同定されたものは，カル

シトニンが上昇したときが甲状腺全摘のタイミングと考えられている[13]．

病理組織

髄様癌は C 細胞への分化を示し，カルシトニン分泌を特色とする．CEA，シナプトフィジン，クロモグラニン A も陽性を示す．間質にはアミロイド沈着を認め，同部には石灰化をみる例が多い．組織学的所見と細胞学的所見が多様であることが特色とされ，組織構築は通常は充実性を示す．細胞の形状は，多角形，紡錘形など様々な形態を示し，小細胞や巨細胞などからなるものもある[14]．

細胞診

腫瘍細胞は結合性に乏しく，明確な配列パター

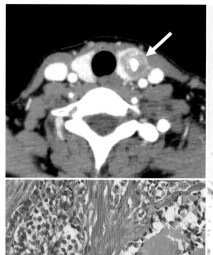
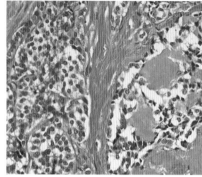
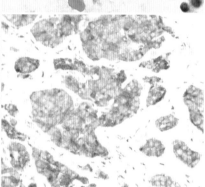

図 4.
髄様癌症例
　a：造影 CT. 甲状腺左葉
　　上部に石灰化を伴う腫瘍
　　を認める（矢印）.
　b：穿刺吸引細胞診. 巨大
　　核細胞や核の顆粒状クロ
　　マチンを認め髄様癌を疑
　　う.
　c：HE 染色. 細胞は多角
　　形, 紡錘形など様々な形
　　態を示し, アミロイド沈
　　着も認める.
　d：カルシトニン染色. 腫
　　瘍部分にカルシトニン染
　　色で陽性を認める.

ンを示さない. 細胞形は類円形, ときに紡錘形で, 類円形細胞が孤立散在性に出現する場合は形質細胞様である. 核は偏在性で, 細胞質から飛び出しているようにみえる. 核クロマチンは粗顆粒状で, 多核, 過染性巨大核, 核内細胞質封入体などがみられることもある. 背景にアミロイド物質を認めることが本腫瘍の特徴の一つであるが, 全例に出現するわけではない. アミロイドを結合織や濃縮したコロイドと区別するにはコンゴーレッド染色が有用である. 免疫染色では, 腫瘍細胞はカルシトニンや CEA が陽性である[14].

症例提示（図 4）

40 代, 女性：健診で甲状腺腫瘍を指摘され紹介. 初診時甲状腺左葉上部に石灰化を伴う 25 mm の腫瘍を認め細胞診を施行した.

【既往歴・家族歴】 特記すべきことなし.

【細胞診の結果】 結合性に乏しい腫瘍細胞を大量に認め, 神経内分泌腫瘍の特色である核の顆粒状クロマチンを認める. 少数の巨大核細胞や, アミロイド様物質も認め髄様癌を疑う.

【血液検査】 細胞診で髄様癌を疑い, 血清カルシトニン, CEA を測定したところ, カルシトニン 3700 pg/mL, CEA 230 ng/mL と高値であったため甲状腺髄様癌と診断した.

【RET 検査】 RET 遺伝子の C620S（エクソン 10）ミスセンス変異と L769L（エクソン 13）サイレント変異を認めた.

【治　療】 RET 遺伝子の点突然変異を認めたことから, 遺伝性甲状腺髄様癌と診断し甲状腺全摘および両側の頸部郭清を行った.

【病理診断】 腫瘍細胞の形状は, 多角形, 紡錘形など様々な形態を示し, 間質にはアミロイド沈着を認めた. 免疫染色でカルシトニン, CEA, シナプトフィジンが陽性で, サイログロブリンは陰性であることから甲状腺髄様癌と診断した. 甲状腺右葉にも数 mm の微小髄様癌と 1 mm 程度の C 細胞過形成を認めた.

【遺伝カウンセリング】 RET 検査は院内の臨床遺伝専門医が説明を行い施行した. 10 代の子どもが 1 人いるが, 臨床検査は未施行で, 無症状かつ臨床的に髄様癌の発症の有無が不明であることから自費で RET 検査を行った. RET 検査で母親と同じ RET 遺伝子変異を認めたので臨床検査を行ったが, 明らかな髄様癌を認めなかったので定期検査で経過観察している.

文　献

1) 佐藤幹二：髄様癌の診断と治療. 長瀧重信（編）：146-150, 甲状腺疾患. 南江堂, 1995.

2) 高見　博：甲状腺髄様癌と MEN2 型の診断と治療. 伴　良雄（編）：278-283, よくわかる甲状腺疾患のすべて. 永井書店, 2003.

3) 日本内分泌外科学会・日本甲状腺外科学会（編）：甲状腺腫瘍診療ガイドライン 2018. 内分泌・甲状腺外会誌, **35**（3）：34-39, 2018.

4) 多発性内分泌腫瘍症診療ガイドブック編集委員会（編）：多発性内分泌腫瘍症診療ガイドブック. 金原出版, 2013.

5) 内野眞也：家族性腫瘍学―家族性腫瘍の最新研究動向―II. 各論　原因遺伝子 *RET*. 日本臨牀, **73**：358-363, 2015.

6) 塚谷延枝, 内野眞也, 松本佳子ほか：*RET* 遺伝学的検査の保険適用. 内分泌・甲状腺外会誌, **34**：37-40, 2017.

7) Wells SA Jr, Asa SL, Dralle H, et al：Revised American Thyroid Association guidelines for the management of medullary thyroid carcinoma. Thyroid, **25**：567-610, 2015.
　Summary　MEN2A 型で副甲状腺機能亢進症が多いのはコドン 634 変異で, ヒルシュスプリング病はエクソン 10（コドン 609, 618, 620）に変異が多い.

8) Machens A, Dralle H：Biomarker-based risk stratification for previously untreated medullary thyroid cancer. J Clin Endocrinol Metab, **95**：2655-2663, 2010.
　Summary　術前のカルシトニン基礎値が 200 g/mL 以上の場合は中央区域＋両側外側区域郭清が必要.

9) Brandi ML, Gagel RF, Angeli A, et al：Guidelines for diagnosis and therapy of MEN type 1 and type 2. J Clin Endocrinol Metab, **86**：5658-5671, 2001.
　Summary　*RET* 変異部位別にリスク分類し, 予防的全摘の推奨年齢を提唱.

10) Szinnai G, Meier C, Komminoth P, et al：Review of multiple endocrine neoplasia type 2A in children：therapeutic results of early thyroidectomy and prognostic value of codon analysis. Pediatrics, **111**：e132-e139, 2003.

11) Niccoli-Sire P, Murat A, Rohmer V, et al：When should thyroidectomy be performed in familial medullary thyroid carcinoma gene carriers with non-cysteine RET mutations? Surgery, **134**：1029-1036, 2003.
　Summary　カルシトニン誘発刺激試験は微小髄様癌の診断に有用.

12) Kloos RT, Eng C, Evans DB, et al：Medullary thyroid cancer：management guidelines of the American Thyroid Association. Thyroid, **19**：565-612, 2009.
　Summary　髄様癌リスクレベルと予防的甲状腺全摘の推奨年齢を提唱.

13) 松下理恵, 南谷幹史：多発性内分泌腫瘍症治療の現況―遺伝性甲状腺髄様癌の早期治療について―. JOHNS, **35**：717-720, 2019.

14) 日本内分泌外科学会・日本甲状腺病理学会（編）：甲状腺取扱い規約　第 9 版. 金原出版, 2023.

MB ENT, 298：72-79, 2024

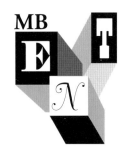

◆特集・外来でみる甲状腺疾患

甲状腺未分化癌をどうみるか

森谷季吉*

Abstract 甲状腺未分化癌は，急激に増大・浸潤する局所病変に加え，遠隔転移も高率に発症する非常に悪性度の高い疾患である．発生頻度は全甲状腺悪性腫瘍の1〜2%程度と稀であるが，甲状腺癌に起因する死亡の14〜39%を占める．診断後の生存期間中央値は3〜7か月で，1年生存率は5〜20%とされる．大部分の患者は，急激に増大する前頸部腫瘤を主徴とする．同時に気道や食道など周囲臓器浸潤による嗄声(40%)や嚥下困難(40%)，呼吸困難や喘鳴(24%)の症状を呈する．急速に進行する気道狭窄が死因の多くを占めること，また遠隔転移も高率に発症することを考えると，外来診療で甲状腺未分化癌を疑った場合にもっとも重要なことは，迅速に腫瘍の広がりを評価すること，かつ迅速に診断を確定することである．治療方針の決定には，外科医，放射線科医，腫瘍内科医，緩和ケアチームの多職種が診断時点から介入し，その患者にとっての最善の治療を検討する必要がある．

Key words 甲状腺未分化癌(anaplastic thyroid carcinoma：ATC)，画像診断(diagnostic imaging)，組織診断(histological diagnosis)，予後不良因子(prognostic index)，インフォームド・コンセント(informed consent)

はじめに

甲状腺未分化癌は，急激に増大・浸潤する局所病変に加え，遠隔転移も高率に発症する非常に悪性度の高い疾患である．発生頻度は全甲状腺悪性腫瘍の1〜2%程度と稀であるが，甲状腺癌に起因する死亡の14〜39%を占める．診断後の生存期間中央値は3〜7か月で，1年生存率は5〜20%と報告されている．患者のほとんどが50歳以上の高齢者で，分化癌に比べ男性の頻度が高く，男女比は1：1程度である．長期にわたり存在した分化癌が，未分化転化して発症するものも多い．大部分の患者は，急激に増大する前頸部腫瘤を主徴とする．腫瘍の増大速度は非常に早く，1週間程度で倍増するものも多い．同時に気道や食道など周囲臓器浸潤による嗄声(40%)や嚥下困難(40%)，呼吸困難や喘鳴(24%)などの症状を呈し，気道に浸潤した腫瘍による圧迫や狭窄からの窒息が死因となることが多い．また，頸部転移や遠隔転移も高率で，診断時点で遠隔転移は50%の患者にみられる．もっとも多い転移部位は肺(80%)で，骨(6〜16%)，脳(5〜13%)と続く[1]〜[3]．未分化癌は，頸部腫瘍が周囲臓器浸潤を伴いながら急激に増大することが特徴で，気道浸潤による気道狭窄の進行も早く死因の多くを占めること，また遠隔転移も高率に発症することを考えると，外来診療で甲状腺未分化癌を疑った場合にもっとも重要なことは，迅速に腫瘍の広がりを評価すること，かつ迅速に診断を確定することである．

外来診療時の対応と検査

急激に増大する頸部腫脹の患者が，耳鼻咽喉科・頭頸部外科を受診した場合，まず診察医は，腫瘍の増大速度や付随する症状などの現病歴や，

* Moritani Sueyoshi, 〒525-8585 滋賀県草津市矢橋町1660 淡海医療センター頭頸部甲状腺外科センター長（兼副院長）

既往歴の聴取を行う．呼吸苦や嗄声，咽頭違和感や嚥下困難などを伴う場合には，喉頭ファイバー検査を行い，声帯運動をはじめ咽喉頭の評価を行なう．特に，呼吸苦や喘鳴がある場合は緊急性が高い．鑑別すべき疾患は，甲状腺未分化癌や悪性リンパ腫，頭頸部癌や転移性腫瘍などの悪性腫瘍や，著明なリンパ節腫脹を伴うリンパ節炎や深頸部膿瘍などである．臥位になれないほどの急性気道狭窄症状がなければ，超音波検査(US)による頸部評価や造影CT検査などを行い，腫瘍と炎症性疾患の鑑別，腫瘍であれば，その広がりや気道・食道の圧迫や浸潤の評価を行う．特に，甲状腺未分化癌や悪性リンパ腫を疑う場合は，頸部から骨盤腔までの広範囲の撮影が推奨される．造影CT検査に先立ち血液・生化学的検査が必要であるが，これらの検査も全身状態の把握や疾患の鑑別に有用である．

未分化癌のUS像に特徴的なものはないが，腫瘍中心部に壊死や卵殻状石灰化像を認めることが多い．大きい腫瘍では，気道や食道，頸動脈など周囲臓器との関係の評価は困難なことも多い．周囲臓器浸潤との関連を知るには，造影CT検査やMRI検査が有効である．また，高率に遠隔転移を発症することから，PET-CTや全身CT検査も必要である．これら画像検査に加え，気道・食道の評価は必須である．喉頭ファイバーによる声帯麻痺の有無，気道・食道浸潤が疑われる場合には，気道や食道内腔を観察し，浸潤の程度を把握することが，手術など積極的な治療介入の決定や，局所進行による窒息など生命予後を評価するうえで重要である．

細胞診と組織診断

甲状腺腫瘍の診断には，エコーガイド下穿刺吸引細胞診(fine needle aspiration：FNA)が有用である．未分化癌のFNAに関する纏まった報告は少ない．Jinらの56人の未分化癌患者を用いた報告では，FNAで未分化癌と診断できたものは34人で，感度は61%であった[4]．中～高度な核多形

成，大きな核小体，荒く凝縮したクロマチン物質，アポトーシスや壊死といった細胞像が，未分化癌の細胞学的特徴とされる[5]．しかし，未分化癌など高悪性腫瘍は細胞像が多彩で，細胞学的診断が困難な場合が多く，確定診断のためには生検が望ましい．

鑑別すべき疾患として，甲状腺低分化癌，頭頸部扁平上皮癌，転移性扁平上皮癌や甲状腺悪性リンパ腫などがある．甲状腺悪性リンパ腫は，急激に増大する甲状腺腫といった未分化癌と同様の臨床像を呈する点で，特に鑑別が重要である．甲状腺悪性リンパ腫は，甲状腺悪性腫瘍の0.4～5%を占め，そのほとんどが非ホジキンB細胞リンパ腫で，びまん性大細胞型B細胞リンパ腫が半数以上を占める．甲状腺悪性腫瘍による死亡の2%未満で，化学療法など非外科的治療によく反応し，未分化癌に比べると予後は良好である．

FNAで診断困難な症例に対して，針生検(core needle biopsy：CNB)の有用性が報告されている．未分化癌と甲状腺悪性リンパ腫に対するCNBの有用性を検討したメタ解析では，感度と陽性的中率はそれぞれ，悪性リンパ腫で94.3%，100%，未分化癌で80.1%，100%と報告され，診断目的の生検は，FNA後の35.4%であったものが，CNBを行うことによって12.5%に減少したと報告されている[6]．また，次世代シーケンサー(next generation sequencer：NGS)の普及に伴い，がんの発生や増殖に関係する遺伝子異常を網羅的に検出するがん遺伝子パネル(CGP)検査が行えるようになった．未分化癌においても，治療薬に紐づくドライバー変異が見出されている．十分な検体量を確保する必要があるが，CNB検体でもこれらの網羅的遺伝子検査が可能である．

臨床検査

臨床検査では，血液・生化学的検査に加え，甲状腺機能検査やサイログロブリン，サイログロブリン抗体を測定することが望ましい．未分化癌患者の16～30%は著明な白血球の増加を認める．腫

瘍からの顆粒球コロニー刺激因子の放出が原因と考えられ，感染を示すわけではない．甲状腺機能は機能低下を認める場合や，稀ではあるが甲状腺中毒症（機能亢進）を呈することがある．また，サイログロブリンは未分化癌の腫瘍マーカーではないが，未分化転化癌で分化癌成分が残っている場合には陽性となる．逆にサイログロブリンが陰性の場合は，脱分化を示し未分化癌の診断の補助になる．

ここまで未分化癌の臨床像の特徴や，未分化癌を疑った場合に行うべき検査（病理診断の確定と，各種画像診断や内視鏡検査により病変の広がりの決定）について記載したが，外来診療ではこれらを確実に，かつ迅速に行うことが求められる．

病期分類と治療方針の決定

診断の確定と腫瘍の広がりの評価を行い，患者の performance status（PS）を考慮のうえ，積極的治療の可能性を検討する．AJCC/UICC（American Joint Committee on Cancer/Union for International Cancer Control）TNM 分類第 8 版では，未分化癌の病期（Staging）を原発腫瘍の甲状腺外浸潤，リンパ節転移および遠隔転移の有無で規定しており，病期の決定は病変の広がりの評価と予後の推定に役立つ．病期は Stage ⅣA〜ⅣC に分類される．Stage ⅣA は甲状腺内に腫瘍が留まり，甲状腺外浸潤を認めないものである．Stage ⅣA には，未分化癌と診断され切除された患者以外に，分化癌の診断で根治手術を行った結果，偶発的に診断される偶発未分化癌も含まれる．Stage ⅣB は甲状腺被膜を超えて甲状腺外に浸潤する腫瘍，もしくは領域リンパ節に転移を認めるもの，Stage ⅣC は遠隔転移を認めるものと規定される[7]．

診断時の病期は，約 10% が Stage ⅣA，40% が Stage ⅣB，50% が Stage ⅣC と，その多くが Stage ⅣB およびⅣC で発見される．多くの患者は進行期で発見されるが，手術療法と生存率の向上の関連性を示した報告があり，切除の可能性を検討すべきである[8]．Stage ⅣA の患者は長期生存・治癒を達成できる可能性があるため，手術による完全切除と術後補助療法の積極的治療を速やかに行うことが推奨される．一方，Stage ⅣB の患者は Stage ⅣA の患者と同様に，長期生存・治癒を達成できる可能性があるが，Stage ⅣA に比べ切除は周囲臓器の合併切除を伴うため，手術の難易度も上昇する．手術適応の決定は，根治切除（R0/R1 切除）の可能性，予測される周囲臓器の合併切除による機能障害や周術期合併症，下記に示す prognostic index（PI）を参考にすべきである．Stage ⅣC の患者に対する手術療法は，遠隔転移巣がまだ小さく，局所病変が手術により短期間で制御可能で，その後に行う全身療法の妨げにならない場合には推奨される．手術により気道狭窄や嚥下障害などのリスクを回避したうえで全身療法が行えることは，患者の QOL 向上につながり，また治療者側にとってもメリットは大きい．一方，Stage ⅣC や Stage ⅣB であっても広範な臓器浸潤があり，積極的治療が困難・不可能な患者に対しては，best supportive care（BSC）を治療選択肢に含めるべきである．特に，気道浸潤による呼吸困難や喘鳴のある患者では，気道閉塞による死が喫緊の課題となる．

治療方針の検討には外科医，放射線科医，腫瘍内科医，緩和ケアチームの多職種が診断時点から介入し，shared decision making に基づき，その患者にとっての最善の治療を検討すべきであり，治療方針の決定には，患者や患者家族への説明と同意（インフォームド・コンセント）が非常に重要となる．また，患者やその家族の心理社会的および精神的な問題にも対処するために，診断時点から緩和ケアチームの介入は重要である．

治療方針の検討・決定のために押さえるべきポイント

1．予後不良因子（prognostic index：PI）

未分化癌の PI として，高齢，腫瘍径，甲状腺外浸潤，リンパ節転移，遠隔転移，高カルシウム血

症，白血球増多，好中球／リンパ球比上昇などが挙げられる．Sugitani らは PI として，1 か月以内の急性増悪症状，5 cm を超える腫瘍径，10,000/m³ 以上の白血球増多，遠隔転移の存在の 4 つを特定した．PI≦1 の患者の 6 か月生存率は 62% であったのに対して，PI≧3 では 6 か月以上生存したものはなく，PI＝4 では 3 か月以内に全例が死亡したと報告した．その症例ごとで該当する PI の項目数が，患者の生命予後をよく反映することが示されている[9)10)]．PI の低い症例には積極的治療を行って生存期間の延長を目指すのがよいが，PI が高い症例には quality of survival を重視した BSC が望まれる．この PI は，患者にとっての最善の治療は何かを検討するうえで参考にできる．

2．CNB や生検（手術検体）による CGP 検査

近年の NGS の急速な普及に伴い，がんの発生や増殖に関係する複数の遺伝子異常を網羅的に検出できるようになり，未分化癌でも原因となる遺伝子異常が報告されている．分化癌で発現の高い *BRAF* 変異や *RAS* 変異を，未分化癌でもそれぞれ 45%，24% と高率に有することが示された．さらに，これらの遺伝子異常に加え，*TERT* プロモーター変異や *TP53* 変異は脱分化の過程で発現頻度が上昇することも示され，未分癌ではそれぞれ 65〜75%，50〜70% に達し，悪性度との関連が示唆される[11)12)]．未分化癌の 40% 程度に *BRAF* V600E 遺伝子変異が発現することから，BRAF 阻害薬や MEK 阻害薬との併用療法が検討されてきた．*BRAF* V600E 遺伝子変異陽性進行固形癌に対して，ダブラフェニブ（BRAF 阻害薬）とトラメチニブ（MEK 阻害薬）の併用療法の有効性を検討したバスケット試験（ROAR 試験）が行われた．この試験に参加した未分化癌コホート（N＝36）の解析では，奏効割合が 56%，無増悪生存期間（PFS）中央値が 6.7 か月，全生存率（OS）中央値が 14.5 か月と良好な治療成績が示された[13)]．本邦では 2023 年 11 月末に標準的な治療が困難な *BRAF* 遺伝子変異を有する進行再発の固形腫瘍（結腸・直腸癌を除く）に対する BRAF/MEK 阻害薬の適応追加

が承認され，甲状腺未分化癌でもこれらの薬剤の使用が可能となる．今後の未分化癌治療においては診断後早期に組織検体による遺伝子検査を行い，*BRAF* 変異の有無を評価したうえで，治療方針を立てることが求められる．

また，免疫チェックポイント阻害薬であるペムブロリズマブは，治癒切除不能な進行・再発の高頻度マイクロサテライト不安定性（MSI-High）を有する固形癌（標準的な治療が困難な場合に限る）と，高い腫瘍遺伝子変異量（TMB-High（≧10 mutations/Mgb），tumor mutation burden）を有する進行・再発の固形癌（標準的な治療が困難な場合に限る）に対しても，その有効性が示されている．甲状腺癌における MSI-High の頻度は 2〜3% 程度，また TMB-High の頻度は 2% 程度と頻度は低い[14)15)]が，分化癌に比べ未分化癌での発現は高いとされるため，*BRAF* 変異に加え MSI-High や TMB-High の有無を調べることは，治療方針の立案に有効である．

3．未分化癌の予後

未分化癌は予後不良で，診断後の生存期間中央値は 3〜7 か月で，1 年生存率は 5〜20% とされる．2009 年に甲状腺未分化癌研究コンソーシアム（ATC Research Consortium of Japan：ATCCJ）が設立され，1995〜2008 年の期間の未分癌患者データを多施設より集積し治療成績が解析された．病期は UICC/TNM 分類第 7 版に準じ決定され，Stage ⅣA（T4a Any N M0）が 69 人，Stage ⅣB（T4b Any N M0）が 242 人，Stage ⅣC（Any T Any N M1）が 223 人であった．それぞれの生存期間中央値（MST）と，6 か月疾患特異的生存率（CSS）は，Stage ⅣA で 236 日および 60%，Stage ⅣB で 147 日および 45%，Stage ⅣC で 81 日および 19% であった．また，Stage ⅣB 患者の生存に手術療法が寄与するかについても検討された．周囲臓器合併切除の程度別に Group S（super-radical surgery：① 気管や喉頭，食道の区域切除もしくは全摘術，② 胸骨切除による縦隔手術，③ 頸部大血管切除術を行ったもの，反回神経切断や気管

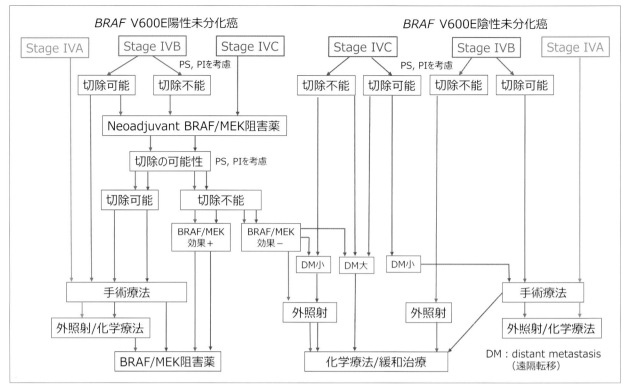

図 1. 未分化癌の治療アルゴリズム

や食道のシェービング術は含まない），Group R（restricted surgery：甲状腺や頸部手術で，反回神経切断や気管・食道のシェービングを含む），Group P（根治切除以外の姑息的手術），Group N（手術加療なし）の 4 群に分類され，各群の MST と 1 年 CSS はそれぞれ，Group S（n＝23）で 129 日および 33％，Group R（n＝49）で 315 日および 41％，Group P（n＝72）で 136 日および 15％，Group N（n＝80）で 101 日および 10％であった．Group R と Group S には予後に差（p＝0.94）はなかったが，Group R，Group S とも Group P より予後良好（P＜0.0001，P＝0.03）であったとし，ⅣB 期の患者に対する積極的手術加療の有効性が示された[16]．

また，米国 MD Anderson Cancer Center からは，未分化癌 479 人（Stage ⅥA：52，ⅥB：172，ⅣC：255）を 2000～2013 年，2014～2016 年，2017～2019 年の 3 つに治療時期に分け，治療時期ごとの治療成績の報告がある．2000～2013 年の期間に治療した 227 人の 1 年 OS は 35％，2 年 OS は 8％，OS 中央値は 0.67 年であった．2014～2016

年に治療した 100 人の 1 年 OS は 47％，2 年 OS は 25％，OS 中央値は 0.88 年であった．そして，2017～2019 年の期間に治療した 152 人の 1 年 OS は 59％，2 年 OS は 42％，OS 中央値は 1.31 年であった．治療時期が進むにつれ予後は延長しており，*BRAF* V600E 変異を標的とした BRAF/MEK 阻害薬（± 免疫チェックポイント阻害薬）の登場が，未分化癌治療の大きな転換点となっている．2017 年以降は，ほぼすべての未分化癌患者に対して分子検査が行われ，患者選択にバイアスはあるものの，BRAF 標的治療後に根治手術を行った 20 人の 1 年生存率は 94％と，良好な治療成績を報告している[17]．

4．未分化癌の治療

BRAF V600E 陽性の未分化癌に対する BRAF/MEK 阻害薬は適応追加となったことで，治療アルゴリズムは大きく変化する．考え得る未分化癌の治療アルゴリズムを示す（図1）．

未分化癌には標準的な治療はないが，局所病変の根治切除は予後や QOL 改善の大きなポイントである．Stage ⅣA については切除が推奨される

が，Stage ⅣB では周囲臓器の合併切除を伴うため，根治切除（R0/R1 切除）の可能性や術後の機能障害や合併症のリスクを考慮し決定すべきである．また Stage ⅣC に対しても，局所病変が手術により短期間で制御可能で，その後に行う全身療法の妨げにならない場合には推奨される．

術後（化学）放射線療法の効果について，ATCCJ による R0 切除 80 人を対象に後方視的に検討された．Sage ⅣA 患者のうち 11 人に化学放射線療法を，9 人に放射線療法を施行し，9 人はいずれも行われなかった．1 年 OS はそれぞれ，50％，68％，22％で（化学）放射線療法を追加した群で，統計学的有意差はなかったものの良好であった．一方，Stage ⅣB 患者に用いた検討では，化学放射線療法を行った 35 人の 1 年 OS は 57％，放射線療法のみを行った 12 人では 36％，いずれも行わなかった 25 人では 22％であり，化学放射線療法施行群が追加治療を行わなかった群に比べ，有意に生存率が高かったと報告されている[9]．また，17 の後ろ向き研究を用いた切除後の放射線治療の有効性を検討したメタ解析によると，放射線治療は手術単独と比較して，未分化癌の死亡率を有意に低下させた（$P<0.001$，$HR=0.556$，95％ $CI=0.419$-0.737）が，R0 切除が行われた 102 例に限ると有意差はなかった（$P=0.086$，$HR=0.286$，95％ $CI=0.068$-1.196）[18]．切除後の（化学）放射線療法は，未分化癌患者の予後を改善する可能性があると考えられる．

術前・後の化学療法は，これまでドキソルビシンを中心とした治療が行われてきたが，その有効性は示せずにいた．本邦では，パクリタキセルの週 1 回投与（wPTX）による導入化学療法の有効性が報告[19]され，ATCCJ による wPTX の医師主導多施設共同第 2 相試験が行われた．56 例が登録され，OS 中央値は 6.7 か月，6 か月 OS は 54％であった．評価可能病変を有した 42 例における奏効率は 21％（PR 21％，SD 52％，PD 19％）で，非進行生存率中央値は 1.6 か月であった．また，治療後に根治切除できた 8 例の OS 中央値は 7.6 か月

で，それ以外の 34 人の 5.4 か月より有意に長い（$P=0.018$）結果であった．wPTX のネオアジュバント療法としての有効性が示唆された[20]．

前述のごとく *BRAF* V600E 遺伝子変異を有する未分化癌患者に対して，BRAF/MEK 阻害薬の有効性が示されている．これらの薬剤をネオアジュバント療法として用いた，MD Anderson Cancer Center からの報告では，根治切除不能未分化癌 6 例に対してダブラフェニブ＋トラメチニブ治療（3 人はペムブロリズマブ併用）が行われ，全例で治療後根治切除手術が可能となった．6 か月 OS は 100％，1 年で OS は 83％（遠隔転移死 2 人）であり，局所制御率は 100％であったと報告している[21]．BRAF/MEK 阻害薬のネオアジュバント療法としての有効性が示された．

多分子標的治療薬の一つであるレンバチニブは，国内第 2 相試験の未分化癌コホート（N＝17）において，奏効率 24％，PFS 中央値 7.4 か月，OS 中央値 10.6 か月と有効な治療効果を示し，本邦では保険適用となっている．しかし，その後行われた米国からの第 2 相試験（N＝34）では，奏効率 2.9％，PFS 中央値 2.6 か月，OS 中央値 3.2 か月で無効中止となった．また，国内の第 2 相試験の報告（Hope 試験，N＝42）でも，奏効率 11.9％，1 年 PFS 4.9％，1 年 OS 11.9％と当初の報告よりも劣るものであった[22]．このため，*BRAF* V600E 陰性の切除不能未分化癌に対する化学療法の治療選択肢の一つと考えられる．

参考文献

1) Moyer KF, Marcadis AR, Shaha AR：Airway management, symptom relief, and best supportive care in anaplastic thyroid cancer. Curr Opin Otolaryngol Head Neck Surg, **28**(2)：74-78, 2020.

2) Molinaro E, Romei C, Biagini A, et al：Anaplastic thyroid carcinoma：from clinicopathology to genetics and advanced therapies. Nat Rev Endocrinol, **13**(11)：644-660, 2017.

3) Li W, Li Y, Li J, et al：Combination of Novel Therapies and New Attempts in Anaplastic Thyroid Cancer. Technol Cancer Res Treat, **22**：15330338231169870, 2023.

4) Jin M, Jakowski J, Wakely Jr PE：Undifferenti-ated(anaplastic)thyroid carcinoma and its mimics：a report of 59cases. J Am Soc Cytopa-thol, **5**(2)：107-115, 2016.

5) Podany P, Abi-Raad R, Barbieri A, et al：Ana-plastic Thyroid Carcinoma Cytomorphologic Features on Fine-Needle Aspiration and Associated Diagnostic Challenges. Am J Clin Pathol, **157**(4)：608-619, 2022.

6) Poorten VV, Goedseels N, Triantafyllou A, et al：Effectiveness of core needle biopsy in the diagnosis of thyroid lymphoma and anaplastic thyroid carcinoma：A systematic review and meta-analysis. Front Endocrinol(Lausanne), **13**：971249, 2022.

7) Amin MB, Edge S, Greene F, et al(eds)：2017 AJCC Cancer Staging Manual(8th). Springer, New York, 2017.

8) Chen J, Tward JD, Shrieve DC, et al：Surgery and radiotherapy improves survival in pati-ents with anaplastic thyroid carcinoma：analy-sis of the surveillance, epidemiology, and end results 1983-2002. Am J Clin Oncol, **31**(5)：460-464, 2008.

9) Sugitani I, Kasai N, Fujimoto Y, et al：Prognos-tic Factors and Therapeutic Strategy for Ana-plastic Carcinoma of the Thyroid. World J Surg, **25**(5)：617-622, 2001.

10) Sugitani I, Miyauchi A, Sugino K, et al：Prog-nostic factors and treatment outcomes for anaplastic thyroid carcinoma：ATC research consortium of Japan cohort study of 677 patients. World J Surg, **36**(6)：1247-1254, 2012.
    Summary PI は 1 か月以内の急性増悪症状，5 cm を超える腫瘍径，10,000/m^3以上の白血球増多，遠隔転移の存在の 4 つで，該当する項目数が患者の生命予後をよく反映.

11) Landa I, Ibrahimpasic T, Boucai L, et al：Genomic and transcriptomic hallmarks of poorly differentiated and anaplastic thyroid cancers. J Clin Invest, **126**(3)：1052-1066, 2016.

12) Pozdeyev N, Gay LM, Sokol E, et al：Genetic analysis of 779 advanced differentiated and anaplastic thyroid cancers. Clin Cancer Res, **24**(13)：3059-3068, 2018.
    Summary 未分化癌の遺伝子変異パターンは分化癌とは異なり，未分化癌で高頻度に発現した変異は $TP53$(65%)と $TERT$(65%)であった. また，41%に$BRAF$遺伝子の変化があった.

13) Subbiah V, Kreitman RJ, Wainberg ZA, et al：Dabrafenib plus trametinib in patients with BRAF V600E-mutant anaplastic thyroid can-cer：updated analysis from the phase Ⅱ ROAR basket study. Ann Oncol, **33**(4)：406-415, 2022.

14) Le DT, Durham JN, Smith KN, et al：Mismatch repair deficiency predicts response of solid tumors to PD-1 blockade. Science, **357**(6349)：409-413, 2017.

15) Marabelle A, Fakih M, Lopez J, et al：Associa-tion of tumour mutation burden with out-comes in patients with advanced solid tumours treated with pembrolizumab：pro-spective biomarker analysis of the multico-hort, open-label, phase 2 KEYNOTE-158 study. Lancet Oncol, **21**：1353-1365, 2022.

16) Sugitani I, Onoda N, Ito K, et al：Management of Anaplastic Thyroid Carcinoma：the Fruits from the ATC Research Consortium of Japan. J Nippon Med Sch, **85**(1)：18-27, 2018.

17) Maniakas A, Dadu R, Busaidy NL, et al：Evalu-ation of Overall Survival in Patients With Anaplastic Thyroid Carcinoma, 2000-2019. JAMA Oncol, **6**(9)：1397-1404, 2020.

18) Kwon J, Kim DH, Jung HW, et al：The prog-nostic impacts of postoperative radiotherapy in the patients with resected anaplastic thy-roid carcinoma：A systematic review and meta-analysis. Eur J Cancer, **59**：34-45, 2016.

19) Higashiyama T, Ito Y, Hirokawa M, et al：Induction chemotherapy with weekly pacli-taxel administration for anaplastic thyroid carcinoma. Thyroid, **20**：7-14, 2010.

20) Onoda N, Sugino K, Higashiyama T, et al：The Safety and Efficacy of Weekly Paclitaxel Administration for Anaplastic Thyroid Cancer Patients：A Nationwide Prospective Study. Thyroid, **26**：1293-1299, 2016.
    Summary wPTX 後に根治切除できた 8 例の OS 中央値は7.6か月で，それ以外の34人の5.4

か月より有意に長く（$P=0.018$），wPTX のネオアジュバント療法としての有効性が示唆された.

21）Wang JR, Zafereo ME, Dadu R, et al：Complete Surgical Resection Following Neoadjuvant Dabrafenib Plus Trametinib in *BRAF* V600E-Mutated Anaplastic Thyroid Carcinoma. Thyroid, **29**：1036-1043, 2019.
Summary　根治切除不能未分化癌 6 例に対してダブラフェニブ＋トラメチニブによるネオア
ジュバント療法が行われ，全例で根治切除手術が可能となった. 6 か月 OS は 100%，1 年で OS は 83% であり，局所制御率は 100% であった.

22）Higashiyama T, Sugino K, Hara H, et al：Phase II study of the efficacy and safety of lenvatinib for anaplastic thyroid cancer（HOPE）. Eur J Cancer, **173**：210-218, 2022.
Summary　根治切除不能未分化癌に対するレンバチニブの奏効率は 11.9% で，推定 1 年 OS は 11.9% であった（HOPE 試験）.

MB ENT, 298：80-87, 2024

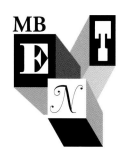

◆特集・外来でみる甲状腺疾患

分子標的薬治療の実際
―適応と管理―

門田伸也*

Abstract 近年，種々の分子標的薬が開発され，甲状腺癌治療に適用されるようになってきている．2014 年のソラフェニブを皮切りに，マルチキナーゼ阻害薬であるレンバチニブ，バンデタニブが本邦で保険承認され，実臨床で利用されるようになった．さらには，2019 年と 2021 年に NTRK 阻害薬であるエヌトレクチニブやラロトレクチニブ，2022 年に RET 阻害薬であるセルペルカチニブ，2023 年には BRAF 阻害薬＋MEK 阻害薬(ダブラフェニブ＋トラメチニブ)も承認され，甲状腺癌の薬物治療の選択肢が増えてきた．

マルチキナーゼ阻害薬以外の分子標的薬については治療前にコンパニオン診断を行い，対応する遺伝子異常の存在を確認することが必須となっている．

いずれも外来通院で治療可能であり，治療期間が長期に及ぶ場合もあることから，多職種の協力を得て，有害事象を適切に管理し，投与法を工夫しながら治療を継続することが推奨される．

Key words 分子標的薬治療(molecular target drug treatment)，効果と適応(effectiveness and indication)，有害事象マネジメント(adverse event management)，コンパニオン診断(companion diagnostic test)

はじめに

甲状腺癌の標準治療は根治切除手術である．高分化型の早期癌であれば甲状腺片側葉切除＋気管周囲切除で対応可能であり，通常の頸部外切開のほか，内視鏡下手術での摘出も適応になる．一方，進行癌やハイリスクな症例においては甲状腺全摘術±頸部リンパ節郭清±周囲組織合併切除し，術後放射性ヨード内用療法を追加する場合が多い．放射性ヨード内用療法は高分化型甲状腺癌の再発・転移症例においても第一選択の治療として位置づけられている．一方で，放射性ヨード内用療法に抵抗性となったいわゆる放射性ヨード不応症例において，以前はなかなか有効な薬物治療がなかった．

それに対して近年，種々の分子標的薬が開発され，甲状腺癌治療に適用されるようになってきて

いる．

まず，マルチキナーゼ阻害薬であるソラフェニブ，レンバチニブが第Ⅲ相試験においてプラセボと比較し無増悪生存率(progression free survival：PFS)を有意に延長することが証明され，実臨床に使用できるようになった．本邦では甲状腺分化癌，未分化癌に対して2014年にソラフェニブが，2015 年にはレンバチニブが保険承認され，甲状腺癌に対する薬物療法に新たな治療選択肢が増えた．また，甲状腺髄様癌に対するバンデタニブも同年に保険承認された．さらに，*NTRK* 融合遺伝子を有する甲状腺癌に対して 2019 年にエヌトレクチニブ，2021 年にラロトレクチニブが保険承認された．また，2022 年には *RET* 融合遺伝子を有する甲状腺分化癌および *RET* 遺伝子変異を有する甲状腺髄様癌に対するセルペルカチニブが，2023 年には *BRAF* 遺伝子変化を有する甲状

* Monden Nobuya, 〒 791-0280 愛媛県松山市南梅本町甲 160 国立病院機構四国がんセンター，統括診療部長／頭頸科・甲状腺腫瘍科長(併任)

腺癌に対するダブラフェニブ＋トラメチニブなどの新薬が承認された．いずれの薬も外来通院で治療可能であり，我々，頭頸部外科医もその適応・有効性・有害事象をよく理解して，マネジメントしていくことが求められている．

本稿では各種分子標的薬を紹介し，主としてレンバチニブとセルペルカチニブについて外来治療の実際やマネジメントのポイントを含めて概説する．

甲状腺癌に対する分子標的薬

1．マルチキナーゼ阻害薬：ソラフェニブ，レンバチニブ，バンデタニブ

これらの薬剤はがん細胞の成長や増殖に関与するチロシンキナーゼ上の酵素を複数阻害することでがん細胞の増殖を抑制する．

2014 年に保険承認されたソラフェニブは国際共同第Ⅲ相試験である DECISION 試験においてプラセボと比較して有意な PFS の延長を示した[1]（10.8 M vs 5.8 M, HR 0.59, $P<0.0001$）．

一方，2015 年に保険承認されたレンバチニブは国際共同第Ⅲ相試験である SELECT 試験においてプラセボと比較して有意な PFS の延長（18.3 M vs 3.6 M, HR 0.21, $P<0.001$）を示し，奏効率も有意に高かった[2]（64.8% vs 1.5%, $P<0.001$）．

これらの結果からマルチキナーゼ阻害薬は放射性ヨード不応性の再発・転移性甲状腺癌の治療に対する標準的治療とされた．特に，レンバチニブは NCCN（National Comprehensive Cancer Network）ガイドラインにおいて同じカテゴリー 1 のレジメンであるソラフェニブと比較しても "preferred treatment" として推奨されている[3]．

2．NTRK 阻害薬：エヌトレクチニブ，ラロトレクチニブ

ラロトレクチニブは *NTRK* 融合遺伝子を有する固形癌を対象とした第Ⅰ/Ⅱ相試験のサブグループ解析において甲状腺癌に対する奏効率 86%，2 年 PFS 84% と良好な結果が得られた[4]．治療にあたってはがんゲノム検査において

ETV6-NTRK 融合遺伝子の検出を必須とする．

3．RET 阻害薬：セルペルカチニブ

セルペルカチニブは RET の受容体型チロシンキナーゼ活性を選択的に阻害するチロシンキナーゼ阻害薬である．

国際共同第Ⅰ/Ⅱ相試験である LIBRETTO-001 試験　コホート 1・2 で *RET* 融合遺伝子陽性の根治切除不能な甲状腺癌に対して奏効率 100%，1 年 PFS：100%，1 年 OS：100%（いずれも前治療なし群）と有効性が示された[5][6]．また，2022 年にアップデートデータ解析が行われ，*RET* 遺伝子変異陽性の根治切除不能な甲状腺髄様癌に対するセルペルカチニブの奏効率 81%，2 年 PFS：81.6%，2 年 OS：94.7%（いずれも前治療なし群）との結果が示されている[7]．以上より本邦では 2022 年に *RET* 融合遺伝子陽性の根治切除不能な甲状腺分化癌，および *RET* 遺伝子変異陽性の根治切除不能な甲状腺髄様癌に対してセルペルカチニブが保険承認された．

治療開始前にコンパニオン診断（オンコマイン™ Dx Target Test マルチ CDx システム）を行い，*RET* 遺伝子について評価を行う必要がある．

4．BRAF 阻害薬＋MEK 阻害薬：ダブラフェニブ＋トラメチニブ

放射性ヨード内用療法抵抗性かつ *BRAF* 遺伝子変異を有する甲状腺分化癌を対象にしたダブラフェニブ＋トラメチニブ併用療法の奏効率は 48〜51%，PFS は 15 か月との結果が示され，単剤群よりも併用群のほうが良好であることも示された[8][9]．また，*BRAF* V600E 変異を有する希少がん患者を対象としたダブラフェニブとトラメチニブ併用療法の第Ⅱ相試験（ROAR basket 試験）において甲状腺未分化癌に対して奏効率 56%，OS 中央値 15 か月との成績が示された[10]．それを受けて本邦では 2023 年 11 月に *BRAF* 遺伝子変異を有する，悪性リンパ腫，切除不能な進行・再発非小細胞肺癌，再発または難治性の有毛細胞白血病，標準的な治療が困難な進行・再発の固形腫瘍（結腸・直腸癌を除く）とともに甲状腺癌も保険承

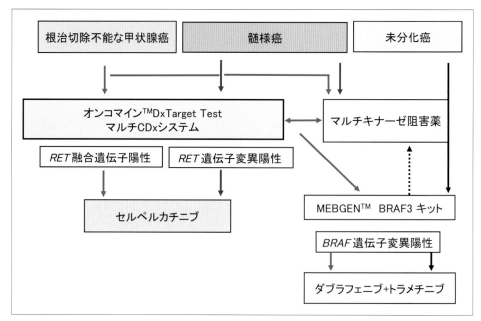

図 1. 分子標的薬とコンパニオン診断

表 1. SELECT 試験におけるレンバチニブの有害事象

	全体集団		日本人集団	
	全 Grade	Grade≧3	全 Grade	Grade≧3
全有害事象	97.3	85.4	100	93.3
高血圧	67.8	41.8	86.7	80
蛋白尿	31	10	63.3	20
手足症候群	31.8	3.4	70	3.3
疲労感	59	9.2	60	13.3
下痢	59.4	8	60	0
食欲不振	50.2	5.4	56.7	13.3
減量を要した有害事象		67.8		90

（赤字：日本人で多い事象）　　　　　　　　　　　　　　　　　（%）

認された.

治療に先立ち，コンパニオン診断：MEBGEN™ BRAF3 キットを用いた *BRAF* V600E 変異陽性を確認する必要がある.

マルチキナーゼ阻害薬とセルペルカチニブ，ダブラフェニブ+トラメチニブ適応とコンパニオン診断の関係を図1に示す.

治療の実際，有害事象とその管理

1．レンバチニブ
1）日本人に多いレンバチニブの有害事象

レンバチニブは血管内皮増殖因子受容体（VEGFR）1-3，線維芽細胞増殖因子受容体 1-4，血小板由来成長因子α，KIT および RET などをターゲットとしたマルチキナーゼ阻害薬である.

その有効性とともに様々な有害事象が報告されている．SELECT 試験においてレンバチニブの有害事象は全 Grade で 97.3%，Grade 3 以上の有害事象でも 85.4%と高率に発症していた．なかでも日本人サブグループ解析では高血圧，蛋白尿，食欲不振などの頻度が高いことが指摘されている[11]（表1）.

Takahashi らが検討した日本人のリアルワールドデータの解析でもレンバチニブ平均投与量は12.1 mg であり，SELECT 試験における平均投与量 17.2 mg と比較して低い傾向がみられた[12]．投与中断期間の長い群では（≧10%）投与中断期間の短い群に比べて，奏効率（52.8% vs 76.1%）が低下し，PFS も短くなる（12.8 M vs 未到達）と報告されており[13]，有害事象をマネジメントすることが確実な治療効果のために重要であると考えられる.

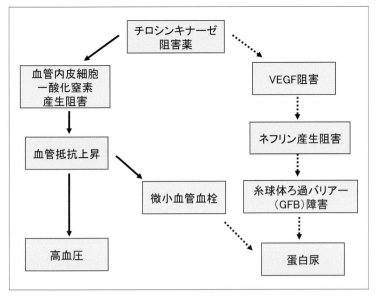

図 2. チロシンキナーゼ阻害薬と高血圧・蛋白尿

2）レンバチニブの有害事象への対処法

レンバチニブの有害事象とその対処法について述べる.

（1）高血圧

SELECT 試験において，全コホートでは67.8％，日本人サブグループでは86.7％と高頻度にみられた．治療開始後比較的早期（SELECT 試験では中央値2.3週）に発症する[11].

チロシンキナーゼ阻害薬は血管内皮での一酸化窒素の産生を阻害することにより，血管抵抗を増加させ，高血圧を引き起こすとされる[14]（図2）.

高血圧はタンパク尿を悪化させる可能性があり，定期的なフォローアップ中に，血圧が140/90 mm Hg 以上であれば，降圧薬による治療を開始する必要がある.

一般に，ACE（アンジオテンシン変換酵素阻害薬），ARB（アンジオテンシン受容体拮抗薬）は，タンパク尿を伴う高血圧管理の第一選択薬となり，蛋白尿を伴わない場合では CCB（カルシウムチャンネル拮抗薬）または ACE や ARB が第一選択薬として選択される．CCB ではジヒドロピリジン系（アムロジピンおよびニフェジピンなど）が選択しやすい．第二選択薬には β遮断薬が挙げられる．利尿薬も選択肢に挙がるが，血管内容量減少やそれに伴う腎前性腎障害の発症リスクについては注意が必要である[15].

（2）蛋白尿

SELECT 試験の全コホートで31.0％に対して，日本人サブグループでは63.3％と高頻度にみられた．発現時期は治療開始後6週頃からみられる．チロシンキナーゼ阻害薬は血管内皮増殖因子（VEGF）を阻害することにより，糸球体濾過バリア（GFB）の完全性を維持するために必要なネフリン産生を減少させることで蛋白尿を惹起するとされる[14]（図2）.

レンバチニブの有害事象として重篤な急性腎障害の報告はみられないが，特に治療期間が2年以上の長期にわたる場合にはベースラインの eGFR にかかわらず，eGFR が低下し腎障害を誘発する可能性があるとの報告もあり，糖尿病や Grade 3 の蛋白尿は腎機能障害の危険因子とされている[16][17]．有力な治療法・予防法はないため，定期的な尿検査で蛋白尿について評価を行い，レンバチニブの休薬によって対応する．自宅では患者自身が簡便に測定可能なディップスティック尿検査法が用いられるが，外来において正確に評価するためには随意尿を用いた尿蛋白／クレアチニン比（urine protein/creatinine ratio：UPCR）が有用である．UPCR は24時間蓄尿を用いた尿蛋白定量とよく相関するとされる[18].

（3）疲労感

SELECT 試験において，全コホートでは59.0％，

表 2. セルペルカチニブ治療における検査スケジュール

	投与前	第1サイクル				第2サイクル				第3サイクル				第4サイクル				第5サイクル				第6サイクル				第7サイクル以降
		1週目	2週目	3週目	4週目	1週目	2週目	3週目	4週目	1週目	2週目	3週目	4週目	1週目	2週目	3週目	4週目	1週目	2週目	3週目	4週目	1週目	2週目	3週目	4週目	
肝機能検査（ALT/AST/T. Bil/D. Bil など）	●	●	●	●		●		●		●		●		●				●				●				継続
12誘導心電図	●	●	●			●				●				●				●				●				1/12 W
血清電解質検査（K/Mg/Ca など）	●	●	●	●	●	●				●				●				●				●				継続
血圧測定	●	●	●	●		●				●				●				●				●				継続
SpO₂	●	●				●				●				●				●				●				継続
甲状腺機能	●		●							●								●								1/12 W

日本人サブグループでは60.0%と同程度にみられた．治療開始後3週頃からと比較的早期に発症する．

　有効な治療法はないので基本的にレンバチニブを休薬することで対応する．

　次項で予定休薬の効果について述べる．

（4）手足症候群

　SELECT試験の全コホートで31.8%に対して，日本人サブグループでは70.0%と高頻度にみられた．発現時期は治療開始後6週頃からである．手掌や足底に発赤，腫脹，水疱形成などをみる．尿素含有軟膏やヘパリン類似物質含軟膏の塗布で乾燥を防ぎ，作業内容を変更し靴のサイズや形を工夫するなど，手掌や足底にかかる機械的刺激を緩和するよう指導する．マネジメントが困難であれば休薬も考慮する．

（5）食欲不振や下痢などの消化管症状

　下痢については，SELECT試験の全コホートで59.4%に対して，日本人サブグループでも60.0%と発現頻度はほぼ同程度である．その他に急性胆嚢炎（0.6%）可逆性後白質脳症症候群（0.3%），QT延長（4.1%），骨髄抑制（血小板減少17.2%），創傷治癒遅延（0.3%），心筋梗塞など動脈血栓塞栓症（1.8%）などが報告されているほか，腫瘍が頸動脈など，大血管に近接している場合には出血のリスク（頸動脈浸潤症例では禁忌と考える）について留意が必要である[19]．

3）レンバチニブ投与量と予定休薬について

　SELECT試験においては初回投与量24mgが基本とされている．しかし，早期に減量を余儀なくされる症例が多く，特に日本人ではレンバチニブ治療開始から初回休薬までの期間は0.9か月と全体コホート3か月と比較しても非常に短かった．そのため，初回投与量24mg群と18mg群がランダム化第Ⅱ相比較試験で検証されたが，標準治療である24mg群において有意に高い奏効率が得られたことから，可能であれば初回投与量は24mgとするのが望ましいといえる[20]．

　治療早期に忍容しがたい有害事象が出現した場合にはレンバチニブを休薬し，改善ののちに1段階減量して再開することが基本となる．

　有害事象の発現はレンバチニブ投与量に依存するだけでなく，投与継続期間にも関係するとされ，安易に減量し続けるよりもあらかじめ一定の休薬期間を設けることで，むしろ総投与量を維持することができると報告されている[21]．2週間投薬後1週間の予定休薬を入れる方法や5日投薬，2日休薬のweekend休薬法が有効であったとされている．FukudaらはSELECT試験において治療開始後8週時点での治療強度が長期予後に関係していたと報告している．最初の8週の間，レンバチニブの相対用量強度を60%以上に保つことが重要であり，そのためには減量よりも予定休薬のほうがよいと述べている[22]．また，肝細胞癌についての報告ではあるが，レンバチニブ12mgのweekend休薬群のほうが，8mg減量群に比べ血中濃度，治療効果，忍容性が良好であったと報告されている．特に，治療継続に大きな影響を及ぼ

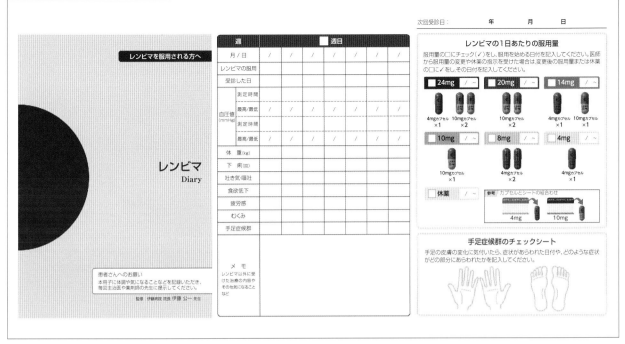

図 3. 服薬日誌（レンバチニブ）

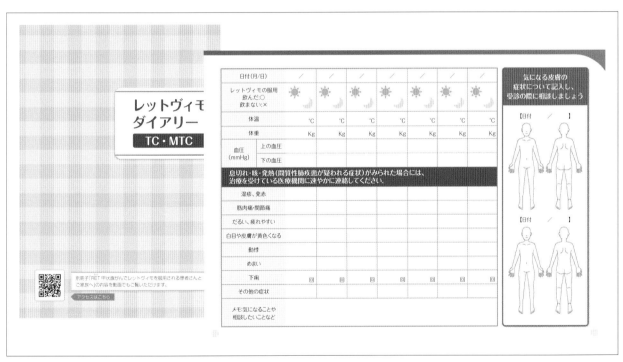

図 4. 服薬日誌（セルペルカチニブ）

している疲労感については weekend 休薬群の66.7％で忍容性があったと報告されている[23]．

2．セルペルカチニブ治療の実際，有害事象とその管理

LIBRETTO-001 試験の RET 融合遺伝子陽性非小細胞肺癌患者の日本人集団（n＝35）においてみられた注意すべき副作用は以下の通りである[24]．

もっとも頻度の高い有害事象としては肝機能障害がみられた．特に，日本人集団では全体集団として発現割合の高い有害事象として指摘されてい

る．その頻度は ALT 上昇（日本人 68.6% vs 全体 56.1%）・AST 上昇（日本人 62.9% vs 全体 40.0%）となっている．投与開始後症状発現するまでの期間は中央値 33 日・28.5 日であった．

心電図 QT 間隔延長は投与早期（中央値 9 日）に発現し，その頻度は全 Grade 20%，Grade 3 以上 5.7% であった．

過敏症は投与早期（中央値 12 日）に発現し，発疹，発熱，肝機能上昇，血小板減少などの症状が含まれていた．その頻度は全 Grade 17.1%，Grade 3 以上 11.4% であった．高血圧は 34.3% にみられたが，他の有害事象に比べて遅く発現していた（中央値 49 日）．出血は 8.6% にみられたが，主として鼻出血や血尿であり，Grade 3 以上の重篤な出血関連事象はみられなかった．

これらの有害事象に対しては適切な休薬と減量フロー（160 mg→120 mg→80 mg→40 mg/回×2）で対応する．過敏症に対してはステロイド（プレドニゾロン 0.5〜1 mg/kg）を併用し，徐々に漸減する方法も提唱されている．

有害事象を定期的に評価するために適正使用ガイドラインでは表 2 のような検査スケジュールが提唱されている[25]．

3．服薬日誌について

分子標的薬治療において重要なことは有害事象をうまくマネジメントして，治療を長く継続することであるといえる．

そのためには，有害事象の出現時期や程度をこまめに把握して，投与法を工夫していくことが必要である．患者に服薬日誌を記載してもらうことで，休薬のタイミングや降圧薬の変更について多くの情報を得ることができる．継続内服にこだわって頑張りすぎた結果，かえって早期に治療を断念してしまう症例も経験する．有害事象と向きあって無理しすぎないことを指導することも大切である（図 3，4）．

まとめ

甲状腺癌に対する分子標的薬治療は近年大きく進歩してきた．

マルチキナーゼ阻害薬以外の分子標的薬の適応に際してはコンパニオン診断や包括的がんゲノム検査の結果を参考とすることが求められている．

また，外来における適切な有害事象の管理や休薬スケジュールの工夫により，長期的にその有効性を生かせるよう留意していく必要がある．

参考文献

1) Brose MS, Nutting CM, Jarzab B, et al：Sorafenib in radioactive iodine-refractory, locally advanced or metastatic differentiated thyroid cancer：a randomised, double-blind, phase 3 trial. Lancet, **384**(9940)：319-328, 2014.
2) Schlumberger M, Tahara M, Wirth LJ, et al：Lenvatinib versus placebo in radioiodine-refractory thyroid cancer. N Engl J Med, **372**(7)：621-630, 2015.
3) NCCN ガイドライン Ver. 4. 2023. MS-27.
4) Hong DS, DuBois SG, Kummar S, et al：Larotrectinib in patients with TRK fusion-positive solid tumours：a pooled analysis of three phase 1/2 clinical trials. Lancet Oncol, **21**(4)：531-540, 2020.
5) Subbiah V, Wolf J, Konda B, et al：Tumour-agnostic efficacy and safety of selpercatinib in patients with RET fusion-positive solid tumours other than lung or thyroid tumours (LIBRETTO-001)：a phase 1/2, open-label, basket trial. Lancet Oncol, **23**(10)：1261-1273, 2022.
6) Wirth LJ, Sherman E, Robinson B, et al：Efficacy of Selpercatinib in RET Altered Thyroid Cancers. N Engl J Med, **383**(9)：825-835, 2020.
7) Wirth LJ, Brose MS, Elisei R, et al：LIBRETTO-531：a phase Ⅲ study of selpercatinib in multikinase inhibitor-naïve RET-mutant medullary thyroid cancer. Future Oncol, **18**(28)：3143-3150, 2022.
8) Shah MH, Wei L, Wirth LJ, et al：Results of randomized phase Ⅱ trial of dabrafenib versus dabrafenib plus trametinib in BRAF-mutated papillary thyroid carcinoma. J Clin Oncol, **35**：6022, 2017.
9) Busaidy NL, Konda B, Wei L, et al：Dabrafenib versus Dabrafenib＋Trametinib in BRAF-mutated radioactive iodine refractory differen-

tiated thyroid cancer : Results of a randomized, phase 2, Open-label multicenter trial. Thyroid, **32**(10) : 1184-1192, 2022.

10) Subbiah V, Kreitman RJ, Wainberg ZA, et al : Dabrafenib plus trametinib in patients with BRAF V600E-mutant anaplastic thyroid cancer : updated analysis from the phase Ⅱ ROAR basket study. Ann Oncol, **33**(4) : 406-415, 2022.

11) Kiyota N, Schlumberger M, Muro K, et al : Subgroup analysis of Japanese patients in a phase 3 study of lenvatinib in radioiodine-refractory differentiated thyroid cancer. Cancer Sci, **106**(12) : 1714-1721, 2015.

12) Takahashi S, Tahara M, Ito K, et al : Safety and Effectiveness of Lenvatinib in 594 Patients with Unresectable Thyroid Cancer in an All-Case Post-Marketing Observational Study in Japan. Adv Ther, **37**(9) : 3850-3862, 2020.

13) Tahara M, Brose MS, Wirth LJ, et al : Impact of dose interruption on the efficacy of lenvatinib in a phase 3 study in patients with radioiodine-refractory differentiated thyroid cancer. Eur J Cancer, **106** : 61-68, 2019.
Summary SELECT 試験においてレンバチニブ投与中断期間の短い群(総投与期間の 10% 未満)では長い群に比べて PFS 延長, 奏効率の改善効果が高かった.

14) Kandula P, Agarwal R : Proteinuria and hypertension with tyrosine kinase inhibitors. Kidney Int, **80**(12) : 1271-1277, 2011.

15) Rashidi A, Wanchoo R, Izzedine H : How I Manage Hypertension and Proteinuria Associated with VEGF Inhibitor. Clin J Am Soc Nephrol, **18**(1) : 121-123, 2023.

16) Masaki C, Sugino K, Kobayashi S, et al : Impact of lenvatinib on renal function : long-term analysis of differentiated thyroid cancer patients. BMC Cancer, **21**(1) : 894, 2021.
Summary レンバチニブは, ベースラインの eGFR にかかわらず, 特に治療期間 2 年以上の長期投与によって eGFR が低下し, 腎障害を誘発する可能性があり, Grade 3 のタンパク尿はその危険因子である.

17) Shibutani Y, Suzuki S, Sagara A, et al : Impact of Lenvatinib-induced proteinuria and renal dysfunction in patients with thyroid cancer.

Front Oncol, **13** : 1154771, 2023.

18) Evans TRJ, Kudo M, Finn RS, et al : Urine protein : creatinine ratio vs 24-hour urine protein for proteinuria management : analysis from the phase 3 REFLECT study of lenvatinib vs sorafenib in hepatocellular carcinoma. Br J Cancer, **121**(3) : 218-221, 2019.
Summary UPCR(尿蛋白/Cr 比)と, REFLECT 試験の HCC 患者における 24 時間尿蛋白との相関関係を評価し, レンバチニブ投与群の蛋白尿に対する UPCR が有用であることを示した.

19) レンビマ適正使用ガイド 医薬品リスク管理計画(RMP)資材.

20) Brose MS, Panaseykin Y, Konda B, et al : A Randomized Study of Lenvatinib 18 mg vs 24 mg in Patients With Radioiodine-Refractory Differentiated Thyroid Cancer. J Clin Endocrinol Metab, **107**(3) : 776-787, 2022.

21) Tahara M : Management of recurrent or metastatic thyroid cancer. ESMO Open, **3**(Suppl 1) : e000359, 2018.

22) Fukuda N, Toda K, Wang X, et al : Prognostic significance of 8 weeks' relative dose intensity of lenvatinib in treatment of radioiodine-refractory differentiated thyroid cancer patients. Endocr J, **68**(6) : 639-647, 2021.
Summary レンバチニブ治療における奏効率と PFS の延長には, 最初の 8 週間に十分な用量を投与(8w-RDI≧60%)することが重要である.

23) Iwamoto H, Suzuki H, Shimose S, et al : Weekends-Off Lenvatinib for Unresectable Hepatocellular Carcinoma Improves Therapeutic Response and Tolerability toward Adverse Events. Cancers(Basel), **12**(4) : 1010, 2020.
Summary 肝癌に対する weekend-off 法によるレンバチニブ投与群では 66.7% が有害事象に耐えられた. その結果, 継続投与群に比べて投与可能期間と生存率が有意に改善された.

24) Drilon A, Subbiah V, Gautschi O, et al : Selpercatinib in Patients With RET Fusion-Positive Non-Small-Cell Lung Cancer : Updated Safety and Efficacy From the Registrational LIBRETTO-001 Phase Ⅰ/Ⅱ Trial. J Clin Oncol, **41**(2) : 385-394, 2023.

25) レットビモ適正使用ガイドライン 医療品リスク管理計画(RMP)資材.

FAX による注文・住所変更届け

改定：2024 年 1 月

　毎度ご購読いただきましてありがとうございます．

　読者の皆様方に弊社の本をより確実にお届けさせていただくために，FAX でのご注文・住所変更届けを受けつけております．この機会に是非ご利用ください．

◇ご利用方法

　FAX 専用注文書・住所変更届は，そのまま切り離して FAX 用紙としてご利用ください．また，注文の場合手続き終了後，ご購入商品と郵便振替用紙を同封してお送りいたします．**代金が税込 5,000 円をこえる場合，代金引換便とさせて頂きます．**その他，申し込み・変更届けの方法は電話，郵便はがきも同様です．

◇代金引換について

　代金が税込 5,000 円をこえる場合，代金引換とさせて頂きます．配達員が商品をお届けした際に，現金またはクレジットカード・デビットカードにて代金を配達員にお支払い下さい(本の代金＋消費税＋送料)．(※年間定期購読と同時に 5,000 円をこえるご注文を頂いた場合は代金引換とはなりません．郵便振替用紙を同封して発送いたします．代金後払いという形になります．送料は，定期購読を含むご注文の場合は弊社が負担します)

◇年間定期購読のお申し込みについて

　年間定期購読は，1 年分を前金で頂いておりますため，代金引換とはなりません．郵便振替用紙を本と同封または別送いたします．送料弊社負担，また何月号からでもお申込み頂けます．

　毎年末，次年度定期購読のご案内をお送りいたしますので，定期購読更新のお手間が非常に少なく済みます．

◇住所変更届けについて

　年間購読をお申し込みされております方は，その期間中お届け先が変更します際，必ずご連絡下さいますようよろしくお願い致します．

◇取消，変更について

　取消，変更につきましては，お早めに FAX，お電話でお知らせ下さい．

　返品は，原則として受けつけておりませんが，返品の場合の郵送料はお客様負担とさせていただきます．その際は必ず弊社へご連絡ください．

◇ご送本について

　ご送本につきましては，ご注文がありましてから約 1 週間前後とみていただきたいと思います．

◇個人情報の利用目的

　お客様から収集させていただいた個人情報，ご注文情報は本サービスを提供する目的(本の発送，ご注文内容の確認，問い合わせに対しての回答等)以外には利用することはございません．

　その他，ご不明な点は弊社までご連絡ください．

株式会社 全日本病院出版会　〒 113-0033 東京都文京区本郷 3-16-4-7F　電話 03(5689)5989　FAX03(5689)8030　郵便振替口座 00160-9-58753

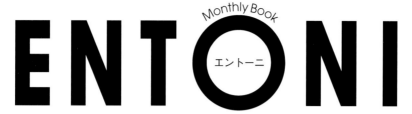

FAX 専用注文書

「Monthly Book ENTONI」誌のご注文の際は，この FAX 専用注文書もご利用頂けます．また電話でのお申し込みも受け付けております．
毎月確実に入手したい方には年間購読申し込みをお勧めいたします．また各号1冊からの注文もできますので，お気軽にお問い合わせください．

バックナンバー合計
5,000 円以上のご注文
は代金引換発送

―お問い合わせ先―
㈱全日本病院出版会 営業部
電話 03(5689)5989　　FAX 03(5689)8030

□年間定期購読申し込み　No.　　から

□バックナンバー申し込み

No. - 冊	No. - 冊	No. - 冊	No. - 冊
No. - 冊	No. - 冊	No. - 冊	No. - 冊
No. - 冊	No. - 冊	No. - 冊	No. - 冊
No. - 冊	No. - 冊	No. - 冊	No. - 冊

□他誌ご注文

冊	冊

お名前	フリガナ　　　　　　　　　　　　　　　㊞	電話番号
ご送付先	〒　－　　　　　　　　　　　　　□自宅　□お勤め先	

領収書　無 ・ 有　（宛名：　　　　　　　　　　　）

FAX 03-5689-8030 全日本病院出版会行

年　　月　　日

住 所 変 更 届 け

お 名 前	フリガナ	
お客様番号		毎回お送りしています封筒のお名前の右上に印字されております８ケタの番号をご記入下さい。
新お届け先	〒　　　　　　　都 道 　　　　　　　　府 県	
新電話番号	（　　　　　　）	
変更日付	年　　月　　日より	月号より
旧お届け先	〒	

※ 年間購読を注文されております雑誌・書籍名に✓を付けて下さい。

- ☐ Monthly Book Orthopaedics （月刊誌）
- ☐ Monthly Book Derma. （月刊誌）
- ☐ Monthly Book Medical Rehabilitation （月刊誌）
- ☐ Monthly Book ENTONI （月刊誌）
- ☐ PEPARS （月刊誌）
- ☐ Monthly Book OCULISTA （月刊誌）

通常号⇒ No.278 まで 本体 2,500 円＋税
　　　　No.279 以降 本体 2,600 円＋税
※その他のバックナンバー，各目次等
　の詳しい内容は HP
　（www.zenniti.com）をご覧下さい.

編集顧問：本庄　巌	京都大学名誉教授		
小林　俊光	仙塩利府病院 耳科手術センター長	No. 298　編集企画：	
編集主幹：曾根 三千彦	名古屋大学教授	藤原和典　鳥取大学教授	
香取　幸夫	東北大学教授		

Monthly Book ENTONI　No.298

2024 年 6 月 15 日発行（毎月 1 回 15 日発行）

定価は表紙に表示してあります.

Printed in Japan

発行者　　末　定　広　光

発行所　　株式会社　全日本病院出版会

〒 113-0033 東京都文京区本郷 3 丁目 16 番 4 号 7 階
電話（03）5689-5989　Fax（03）5689-8030
郵便振替口座 00160-9-58753

印刷・製本　三報社印刷株式会社　　　　電話（03）3637-0005
広告取扱店　株式会社文京メディカル　　電話（03）3817-8036

ⓒ ZEN・NIHONBYOIN・SHUPPANKAI, 2024